疲れない体

になるには

筋《きん》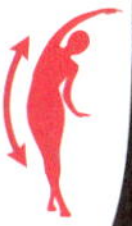膜《まく》を
ほぐしなさい

たった2週間で
姿勢が整い体質が変わる方法

理学療法士・医学博士・首都大学東京大学院教授
竹井 仁

誠文堂新光社

はじめに――正しい姿勢とは?

最近疲れがとれにくい、と感じていませんか?
肩こり、腰痛、頭痛などの不調に悩んでいませんか?

それは、**姿勢の悪さが原因**です。
正しい姿勢は、正しい体の使い方につながり、疲労の軽減、たるみや不調などの予防へとつながります。

ヒトは、生物の進化過程において、四つ足移動から二足歩行へと進化しました。二足になることで、曲がっていた股関節が伸び、その筋肉によって腰骨が前に引っ張り出され、腰椎の前弯《ぜんわん》が出来上がりました。

四つ足移動では、地面に対して上体の重さを支える肩のまわりの筋肉や、腕の筋肉の強さが必要でした。また、前を見て獲物を狙い、固い物をかみ砕くためにも、首まわりの筋力が強く発達していました。

しかし二足歩行になると、手に体重をかけて活動する機会もめっきり減り、肩まわりだけでなく、首・腰の筋肉までが弱くなってきたのです。大人では、首から肩にかけての筋肉によって、約5キログラムの頭と、合わせて約8キログラムの両腕を支えなくてはならなくなりました。

進化が、体の不安定なバランスを生じさせたともいえます。

進化が体の不調につながるのなら、「退化」なのではないかと疑問も生じます。さらに、文明社会の進歩が、ストレスの増大、精神的疲労の蓄積、繰り返しの単調労働へと社会を変化させてしまいました。

これらが、**肩や腰の局所的な疲労を蓄積させ、運動と睡眠と栄養のバランスが崩れ、**

運動不足の人を増大させ、肩こりや腰痛などで悩む人を増やしているのです。この文明社会の進歩が、「退行」でなければいいのですが。

不良姿勢は、小さい頃からの体のクセや運動のクセなどの積み重ねの結果なのです。さらに、成長に合わせて、自分にとって楽な姿勢や、楽な運動パターンばかりを継続するようになり、その姿勢がケガを生み、そのケガがまた姿勢を乱すことへとつながるのです。

不良姿勢は、**筋・筋膜のインバランス（不均衡）、関節が正しい位置から変わってしまうなどの原因**で生じます。

その不良姿勢によって、以下の障害へとつながる可能性が出てきます。

1　知覚過敏、あるいは筋・筋膜の緊張が上がることによって、頭痛なども生じます。

2　筋、関節または筋膜の動きが制限されることでの柔軟性低下。

3　筋の長さおよび筋力のインバランスによる運動時のパフォーマンスの障害。
4　筋持久力の不足による筋パフォーマンスの障害。
5　体を安定させる体幹の筋群の機能低下による姿勢の悪化。
6　心肺持久力の低下による疲れや息切れ。
7　不良姿勢の習慣による運動感覚の悪化。
8　筋のこり、内臓の不調などが出現。
9　筋膜を介して体のいたるところに不調が出現。

自分では、不良姿勢になかなか気づくことができません。
それも、不良姿勢が改善しない原因です。体の前後左右から、全身をカメラで撮影してもらうのもいいですね。

正しい立位姿勢は、骨盤が前に傾いて腰が反っていたり、後ろに傾いて股関節が前に移動したりしていない状態です（図1）。頭も体の真上に乗り、猫背でない状態です。前から見たときには左右の骨盤の高さが揃っていて、O脚やX脚でもない状態です。

正しい座位姿勢も、立位姿勢同様、頭が体の真上にあり、あごが前に突き出ていなくて、猫背や反り腰または丸まり腰になっていない状態です（図2）。

図1　正しい立位姿勢

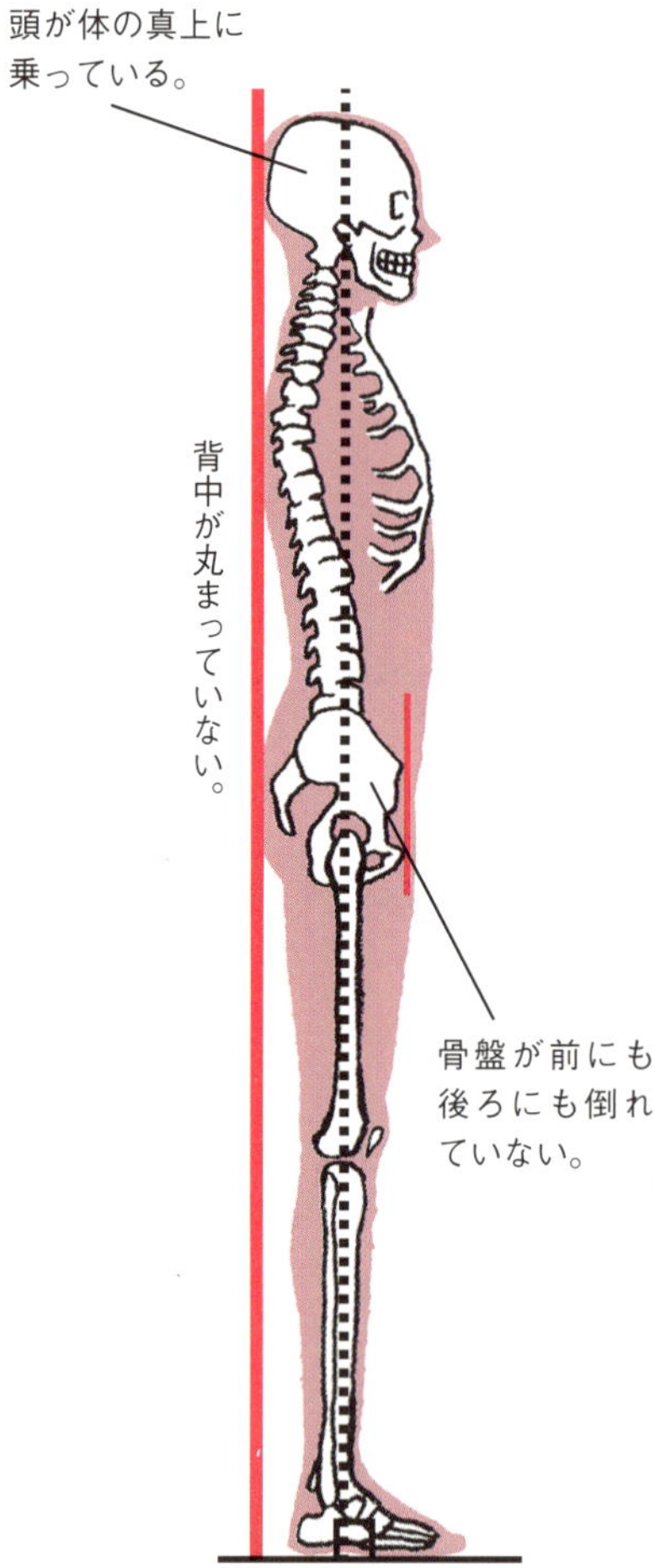

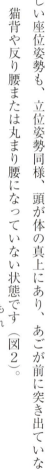

図2　正しい座位姿勢

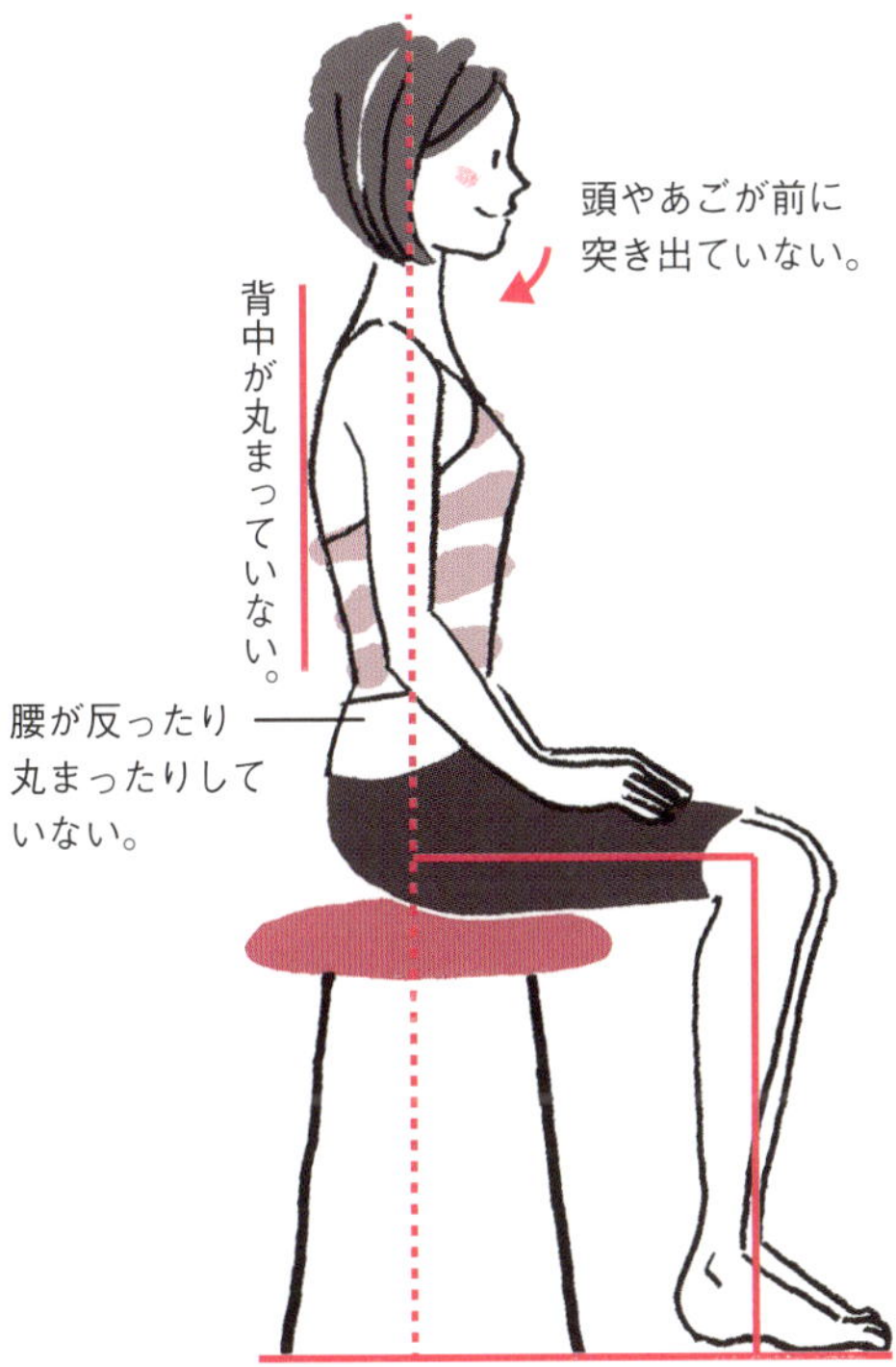
頭やあごが前に
突き出ていない。
背中が丸まっていない。
腰が反ったり
丸まったりして
いない。

あお向けと横向きの寝た姿勢でも、背骨のカーブが整っていて、首が曲がったり、あごが突き出ていない状態です（図3）。

図3　あお向けと横向きの寝た姿勢

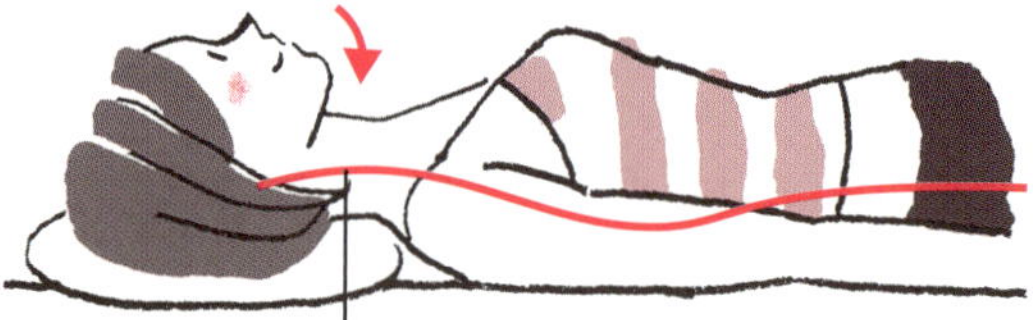
あごが軽く引けている。
頸椎に過剰な屈曲や伸展がない。

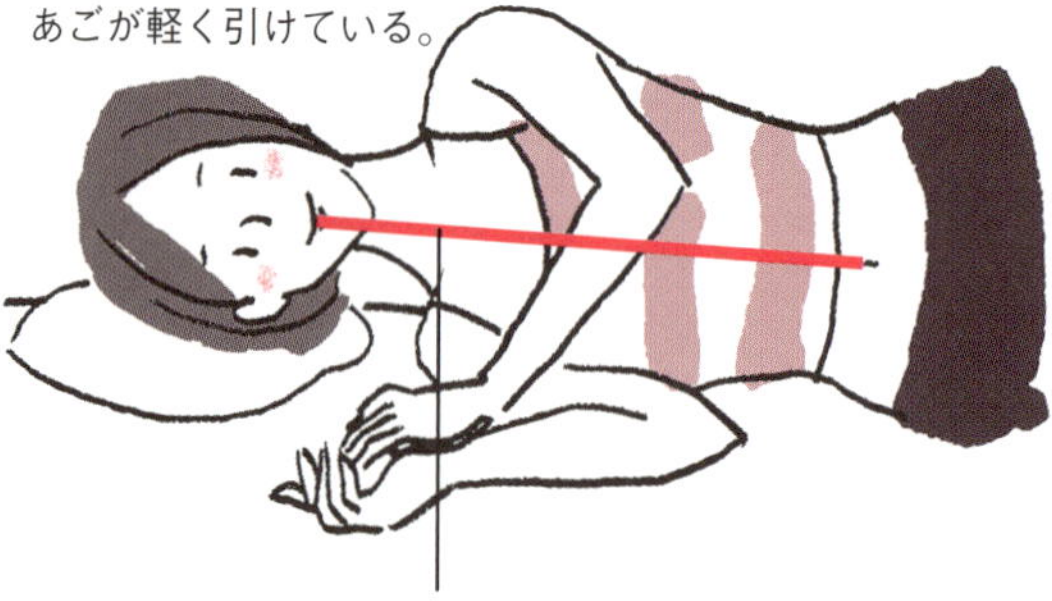
頸椎・胸椎・腰椎に過剰な側屈や
回旋が加わっていない。

もしも姿勢が崩れてきたらどうなるのか。
姿勢が崩れないようにするにはどうすればいいのか。
不良姿勢にはどのような姿勢があるのか。
その不良姿勢を治すにはどんな方法があるのか。
日常生活では何に気をつければいいのか。

本書では、そのような皆さんの疑問を解き明かしていきます。
一人でも多くの方が、本書で紹介する筋膜リリースやエクササイズを通して正しい姿勢を獲得し、疲れにくい体を作っていくことができれば、とてもうれしく思います。

竹井　仁

目次

第1章

悪い姿勢を治す全身筋膜リリース

悪い姿勢をもたらす「クセ」

この章では、様々な不良姿勢、そしてそれを治していく全身の筋膜リリースについて解説していきたいと思います。

「姿勢」は人生を映す鏡です。

自分のこれまでのクセを思い出してみましょう。

1 自分が赤ちゃんのとき、ベビーベッドは壁際にありましたか?

親は、壁の反対側からしか赤ちゃんに接することができないため、赤ちゃんは壁を背にして親のほうに向くクセができます。ひどい場合は、下になった頭の側が「絶壁」になることもあります。

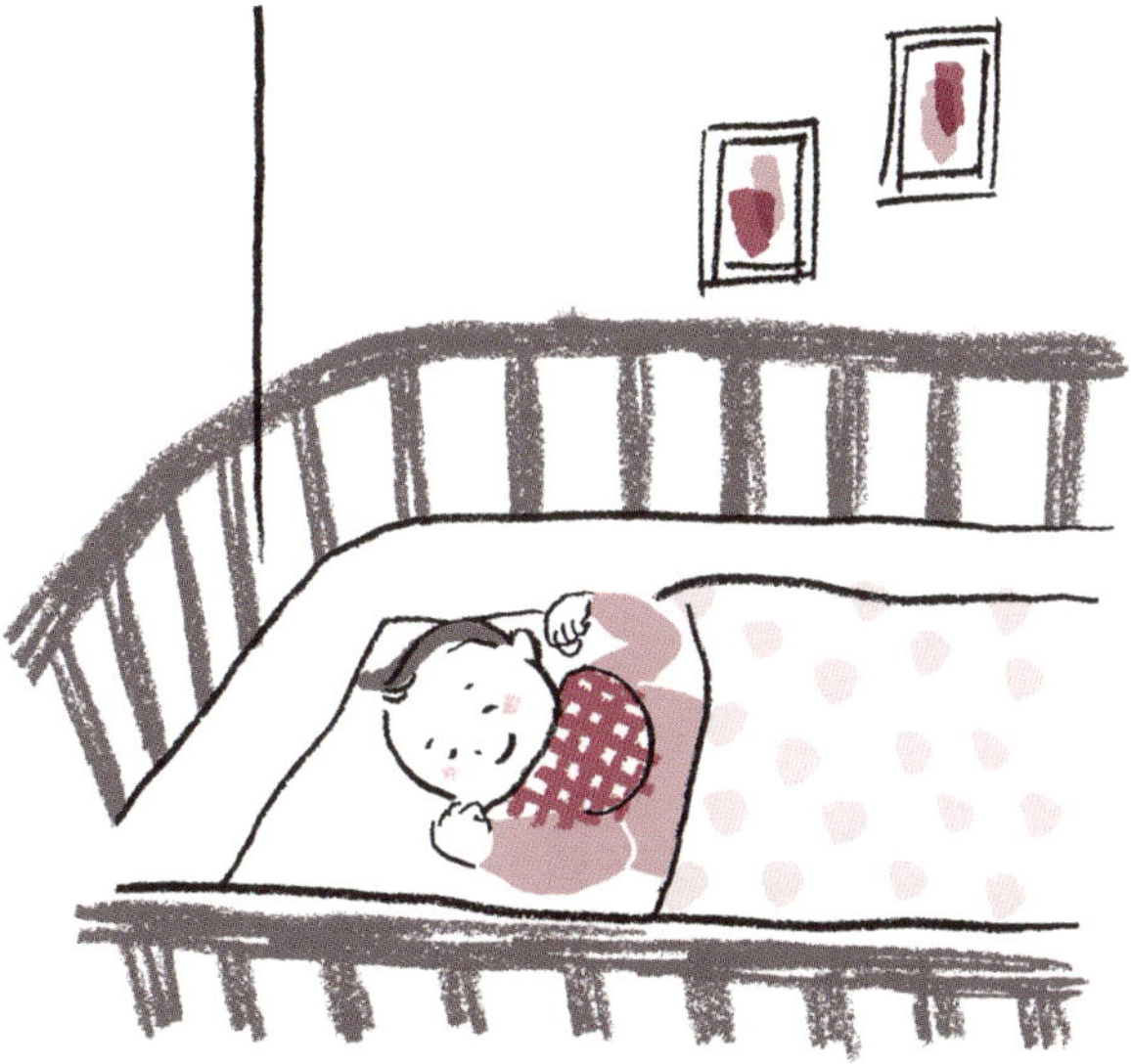

赤ちゃんは壁を背にして親のほうに向くクセができる。

2　小さいときから髪の毛を左右どちらに分けていますか？

机の蛍光灯の位置、食卓とテレビとの位置などによって、髪の分け目は自然と決まってきます。左分けであれば、右側は髪が邪魔になるため、必然的に左側に顔が向きやすくなります。もしかしたら、その方向に机の蛍光灯やテレビがあったのかもしれませんね。そして、今でもそちらの分け方なのであれば、自分の左側の人とは話がしやすいですが、右側の人とは体ごとそちら側に捻《ひね》らなくてはならず、話がしにくいはずです。

3　横座りするとき、お尻の左側を床につけますか？　右側を床につけますか？

お尻の左側を床につけるほうが楽なら、左の股関節は外側に開きやすくなり、右の

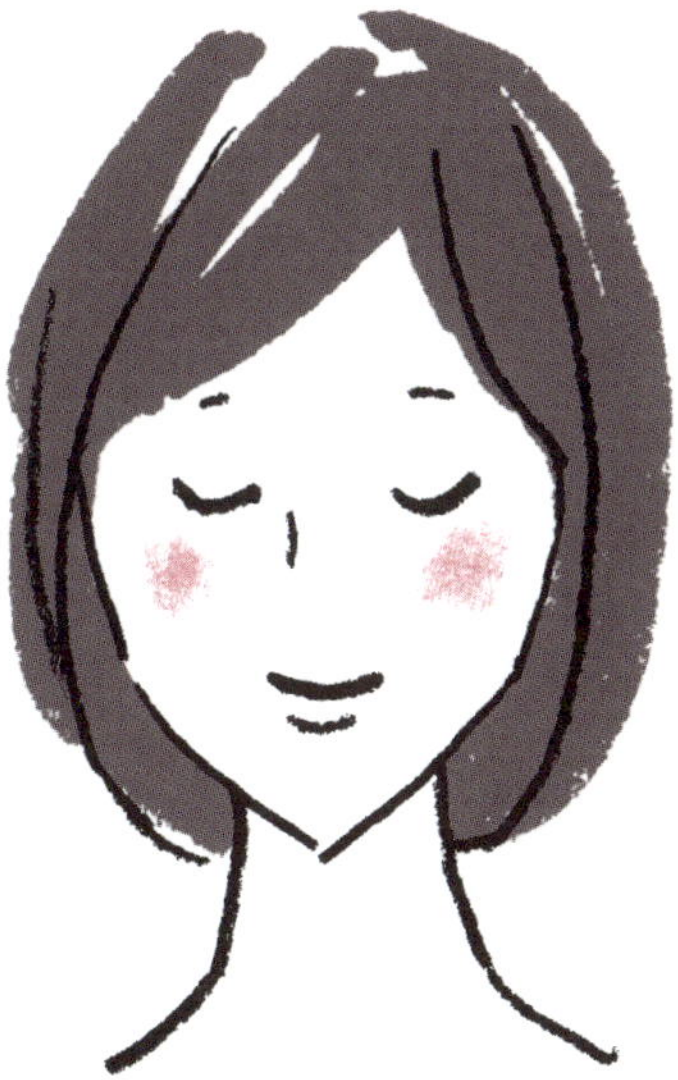

机の蛍光灯の位置や、食卓とテレビとの位置によって髪の分け目は決まってくる。

股関節は内側に閉じやすくなります。これがクセになると、左膝はO脚気味になり、右膝はX脚気味になっているかもしれません。そうなると、左足首を捻挫しやすくなり、右足は扁平足や外反母趾になっているかもしれません。

4　小さいときに座る際、あぐらでしたか？　割り座でしたか？

あぐらをかくと、股関節が外側に開きやすくなり、O脚になりやすくなります。割り座の場合は、股関節が内側に閉じやすくなりX脚になるかもしれません。

5　椅子から立つとき膝をくっつけたままでしたか？

女性でこういうクセがある人は内股になり、そういう人は、立って膝をピンと伸ばすとO脚になることが多いです。

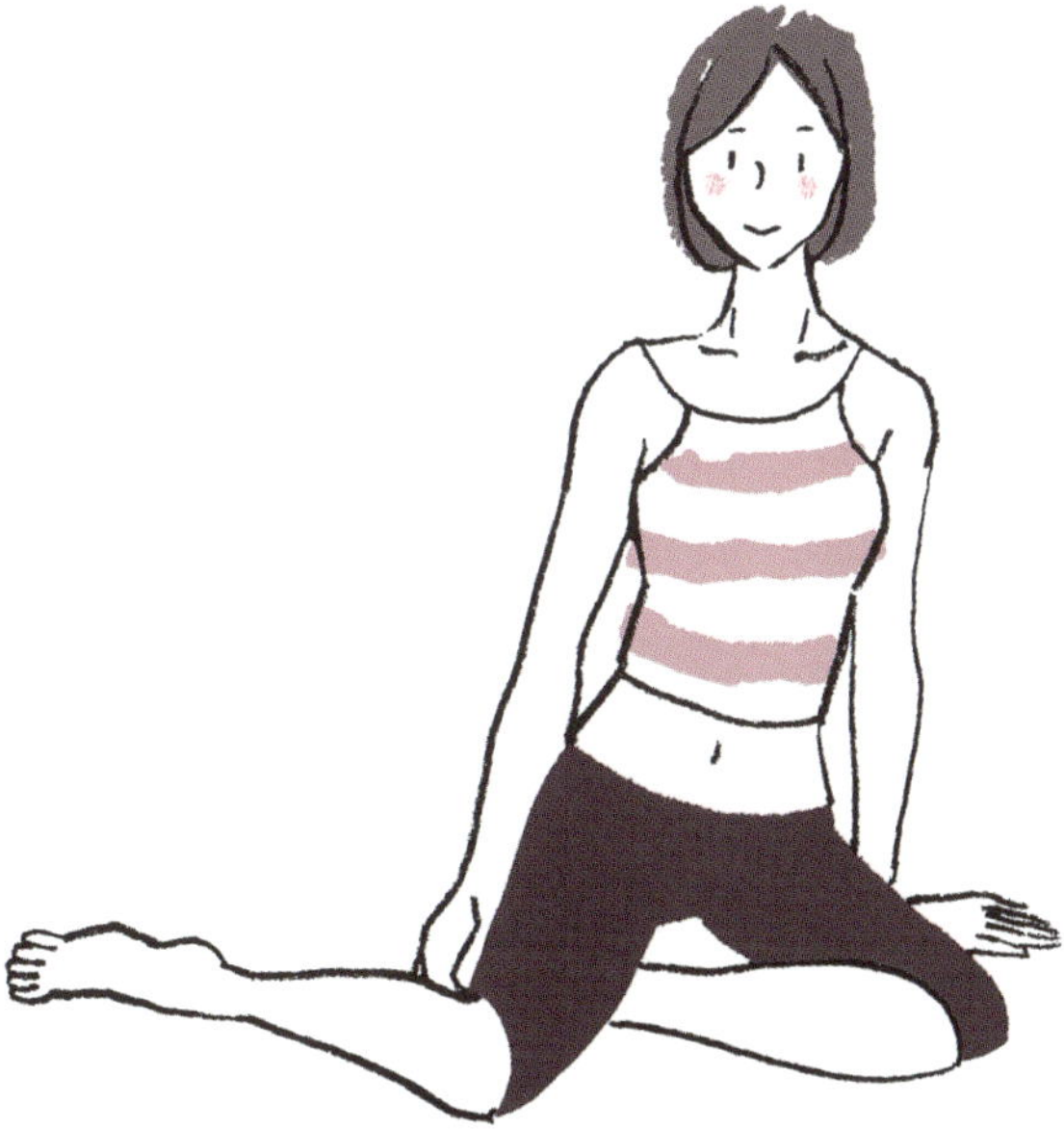

横座りのクセも、O脚やX脚の原因になる。

6　立っているときにどちらの足に体重をかけるクセがありますか?

左足に体重をかけて右足を少し横か前に出して立つクセがある人は、左側の骨盤の高さが右側より高くなっていることが多いです。そういう人は、左膝はO脚気味になり、左足首を捻挫しやすくなります。反対に右膝は、腸脛靱帯炎《ちょうけいじんたいえん》や鵞足炎《がそくえん》、足は扁平足や外反母趾になりやすいです。

7　ショルダーバッグやトートバッグを左右どちらの肩に掛けますか?

バッグを掛ける方の肩が上がり、反対の肩が下がる傾向が強いです。女性の場合、逆にバッグを掛ける方の肩が下がることもあります。それによって肩こりもひどくなります。

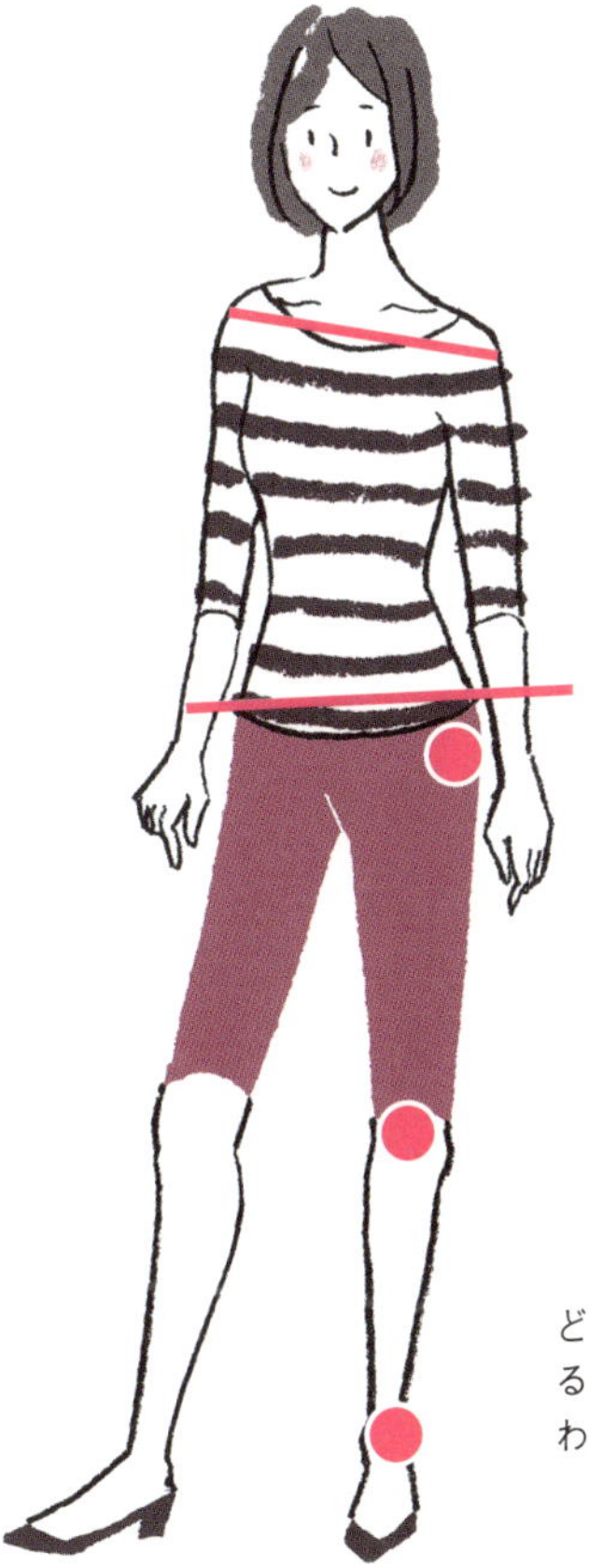

どちらの足に体重をかけるかで、骨盤の高さも変わってくる。

8　椅子に座って足を組むとき、どちらの足を持ち上げますか？

持ち上げやすい側の骨盤は、反対側よりも後ろに傾いて（後傾）きます。歩くときに、前に振り出しやすい側の骨盤は反対側に比べて後傾しています。つまり、左足を上に組みやすい人は、歩くときも、左足を前に振り出しやすくなります。人の進化の特徴として、歩いたり走ったりするときは、右手と左足、左手と右足を一緒に動かします。よって、左足を前に振り出しやすい人は、右手が大きく前に出て振り出しやすくなっています。

9　座って仕事をしているときや、スマホや携帯型ゲームをしているときに楽な姿勢は？

猫背になっていませんか？　頭が体より前に出て、あごが上がった姿勢になり、口

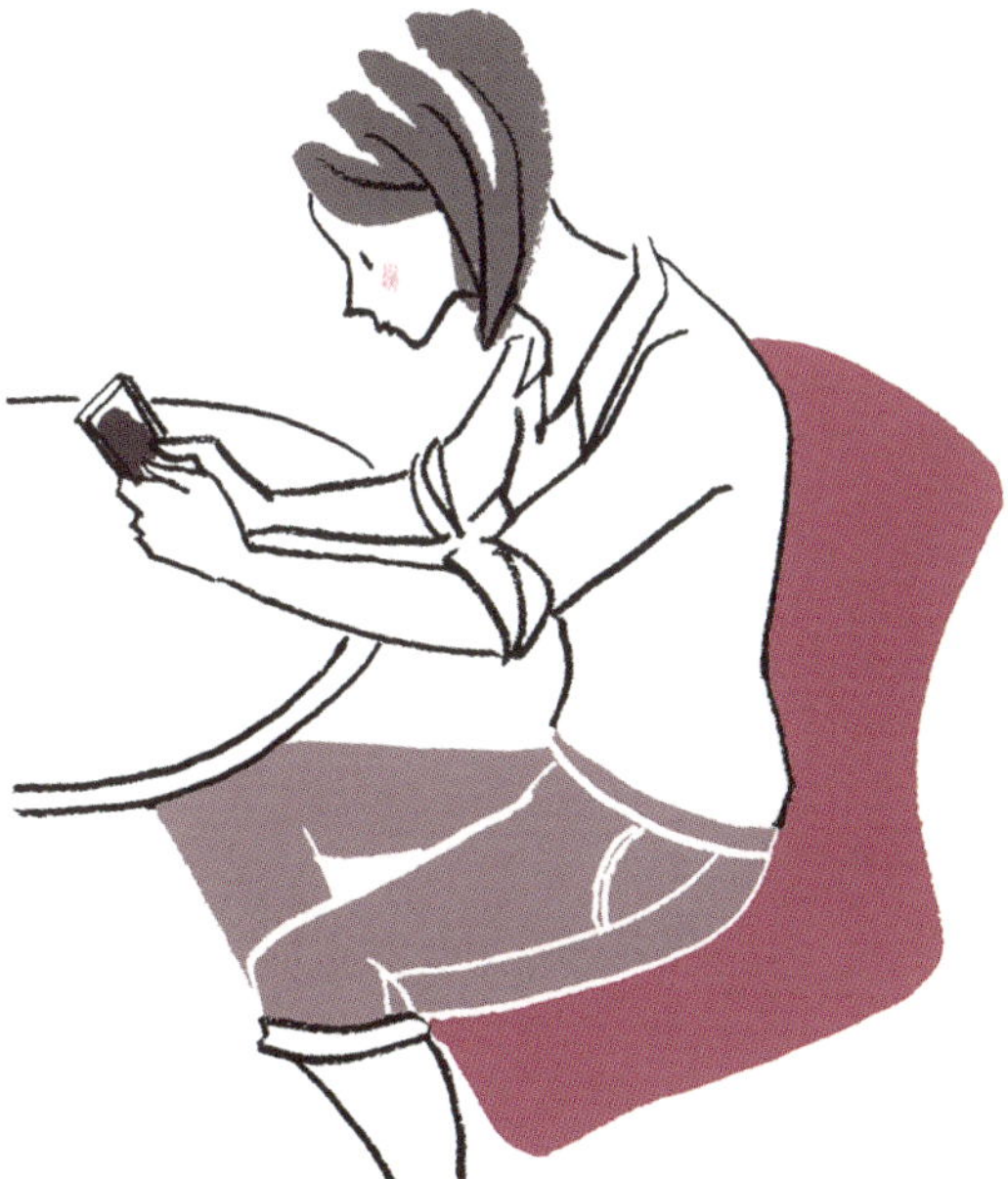

座っているときの楽な姿勢は、「良い」姿勢でないことが多い。

が軽く開いていませんか？　この姿勢は悪い姿勢の典型例ですが、本人はこれが楽な姿勢だと思っています。楽な姿勢は良い姿勢ではないことを自覚しないとダメですね。猫背がひどくなると、首こり、肩こり、偏頭痛、腰痛、胃下垂、肺活量低下、うつ病などなど様々な不調が生じます。

10　横向きに寝ているときに、どちら側を下にしたほうが楽ですか？

右を下にしたほうが楽な人は、右の肩が前に出て、巻き込み肩になっているかもしれません。体格の大きな人は、重さによって上側の腕が体の前を覆うようになり、左の肩が前に引っ張られ、反対に、左肩が巻き込み肩になっているかもしれません。

これらで、思い当たる姿勢やクセはありましたか？

自分にとっては楽な姿勢でも、それは決して良い姿勢とはいえないのです。無意識

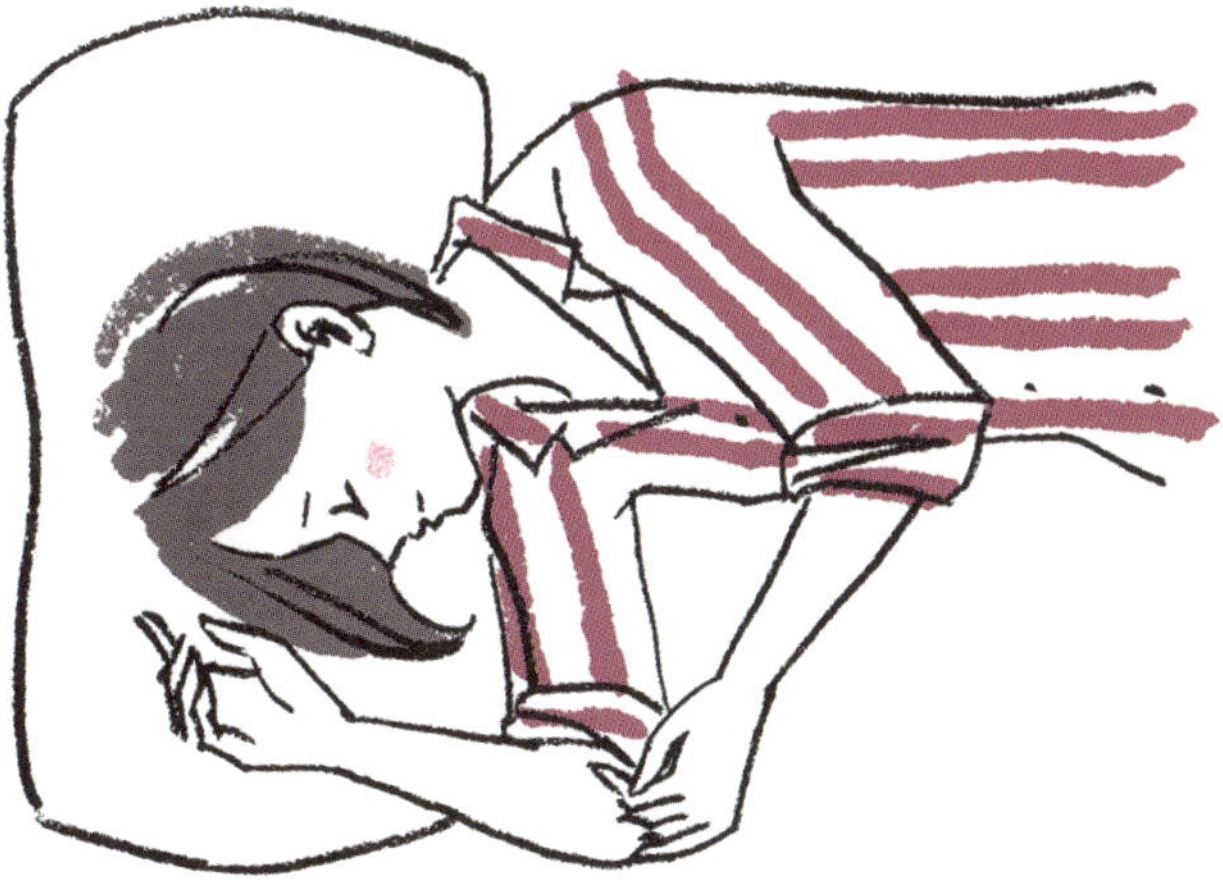

寝るときのクセによっても、巻き込み肩などの不調につながることがある。

にとっている楽な姿勢が、悪い姿勢へと変わっていくのです。自分では気がつかないクセが、年齢とともに不調へとつながってきているのです。

たまたま左足首を捻挫した、たまたま右膝が痛くなった、たまたま左肩がこりやすくなった。皆さん、こう思うことが多いのですが、でも、じつは「たまたま」ではなく、不良姿勢からきていることが多いのです。

そして、ケガが筋膜のインバランス（不均衡）を悪化させ、また別のケガを生む。昔の捻挫や腱鞘炎《けんしょう》が肩こりを、かつてのテニス肘やゴルフ肘が首こりを起こしうるのです。そしてさらに姿勢が悪くなる。この悪循環が、一番怖いのです。

しかし、悲観ばかりしないでください。逆に言えば、**「姿勢を正せば不調も治る」**ということです。

なぜ全身調整が大切なのでしょう？

毎日の生活の中で行う、**正しい医学的理論に裏付けられた方法で「不調」は治ります。**いろいろな雑誌のつまみ食い情報や、テレビの情報番組は、すべてを信じてはダメです。私自身、雑誌やテレビで説明していますが、頁数や放送時間に縛られ、すべてを言い尽くすことはできていないので、よくわかります。

猫背、巻き込み肩、ストレートネック、いかり肩、なで肩、不良座位、バストダウン、老け顔、骨盤のゆがみ、骨盤の左右の高さの違い、尿もれ、O脚、X脚、扁平足、外反母趾、冷え症、むくみ……。これらの姿勢のゆがみや不調に対しては、体全体のバランス調整が何よりも大切になります。

人はロボットではないので、そこだけを治しても、根本的な解決にはつながらないのです。骨盤の左右の高さの違いが、捻挫や扁平足につながり、それが腰痛や肩こりにつながる。これこそが人の特徴なのです。

「楽な姿勢＝良い姿勢」？
「楽な運動＝正しい運動」？

理想的には○ですが、現実的には×のことが多いです。**人は楽なことを覚えると、その姿勢や動きばかりを習慣化してしまいます。**それが不調につながるということを知らないままに、です。

良い姿勢、正しい運動が無意識に行えるようになると、それが本当に楽な姿勢や楽な運動へと発展していくのです。そのためには、気になる部分だけをみてもダメ、ストレッチだけを行ってもダメ、マッサージだけに頼ってもダメ、筋トレだけでもダメ、一般的な〇〇体操はもっとダメなのです。

人によって、やっていい体操とやってはいけない体操があるのです。**自分の体に合わせたオーダーメイドの方法、それこそが大切なのです。**

まずは、**全体のバランス調整**が大切です。特に、全身を様々な方向に包み込む「筋膜」をリリースし、筋肉が正しく動けるようにすることが先決。それからです、各部位のゆがみや不調を治すのは。

筋膜は、全身に連なる三次元的に連続した結合組織であり、筋膜は全体として体のすべての他の要素を覆っていて、「第2の骨格」ともいわれる組織です。40～50年前から研究が進み、筋膜は医学界のシンデレラストーリーと称され、現在ではスーパースターといわれています。

筋膜は、膜に強度と形態を与える1型コラーゲン（膠原《こうげん》）線維と、形態記憶性と伸張性を与えるエラスチン（弾性《だんせい》）線維からなります（図4）。

筋膜は5種類あり、皮下脂肪の中の浅筋膜、全身をボディスーツのように覆う3層構造の深筋膜、筋肉を薄く包み深筋膜にも筋線維を送り込む筋外膜、そして筋外膜が筋束を包む筋周膜へと連続し、筋周膜が1本1本の筋線維を包み込む筋内膜へと連続していきます（図5）。深筋膜はコラーゲン線維が多く、筋内膜はすべてコラーゲン線維です。

筋肉が使いすぎや不良姿勢で収縮を続けると、その筋肉の決まったところの筋外膜が硬くなり、筋外膜から筋線維を送り込まれた深筋膜が関節を越えて他の筋肉も硬くしていくのです（図6）。深筋膜は斜め、縦、横に走るコラーゲン線維が3層構造になっていますので、様々な方向へと筋膜の硬さを及ぼしていきます（図7）。

図4　筋膜の模式図

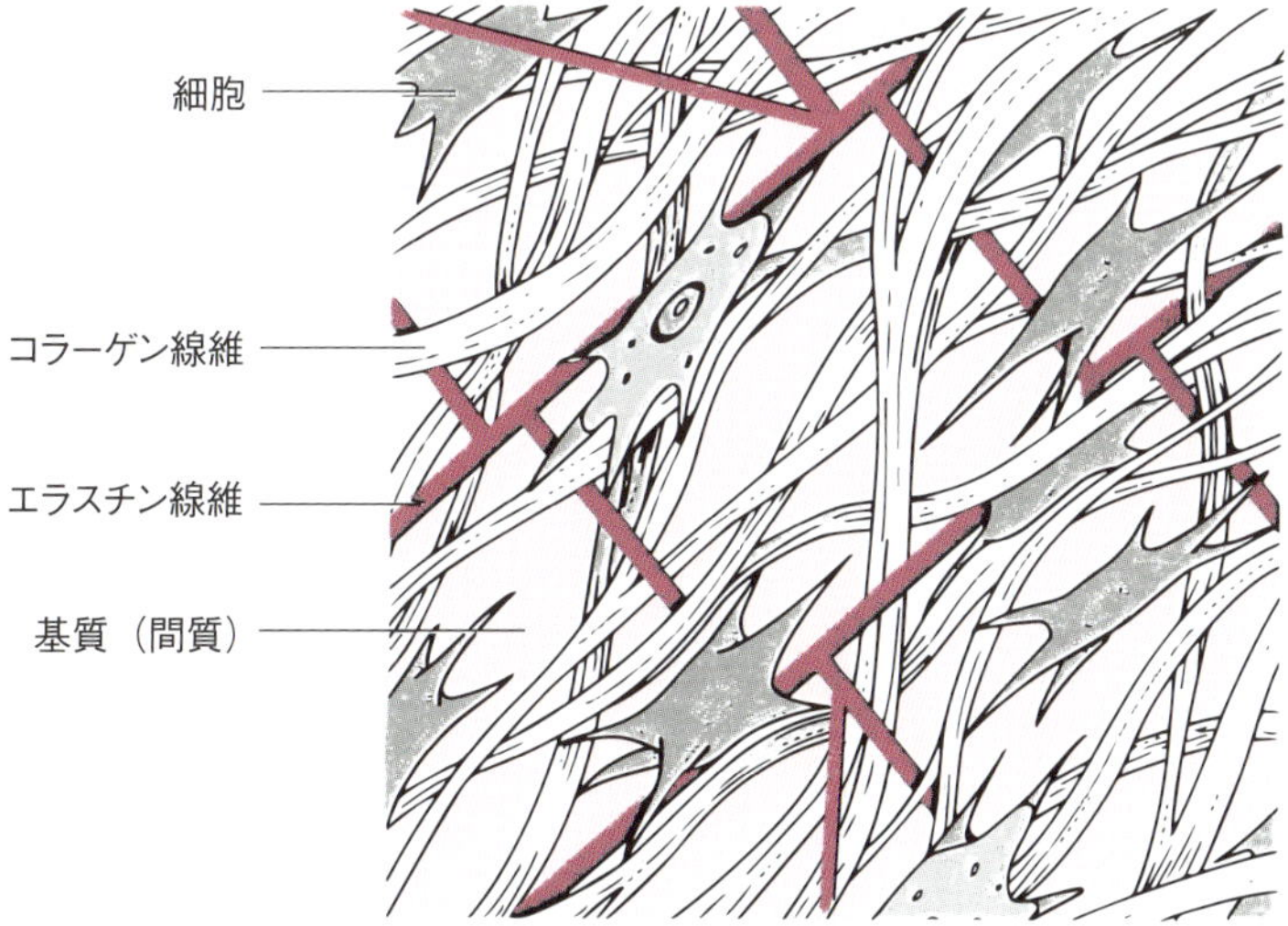

図5　5種類の筋膜

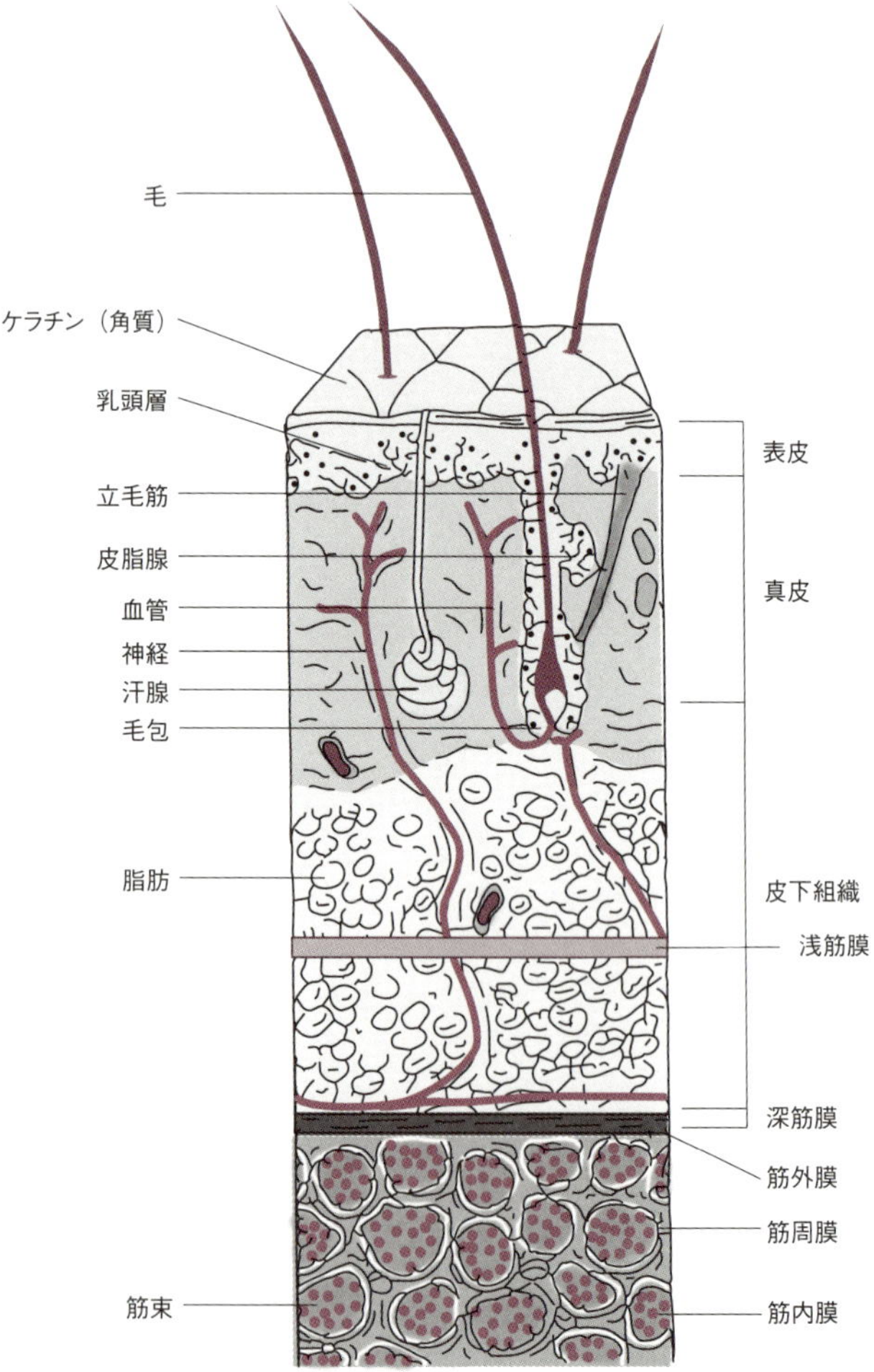
毛
ケラチン（角質）
乳頭層
立毛筋
皮脂腺
血管
神経
汗腺
毛包
脂肪
筋束
表皮
真皮
皮下組織
浅筋膜
深筋膜
筋外膜
筋周膜
筋内膜

図6　筋外膜と深筋膜

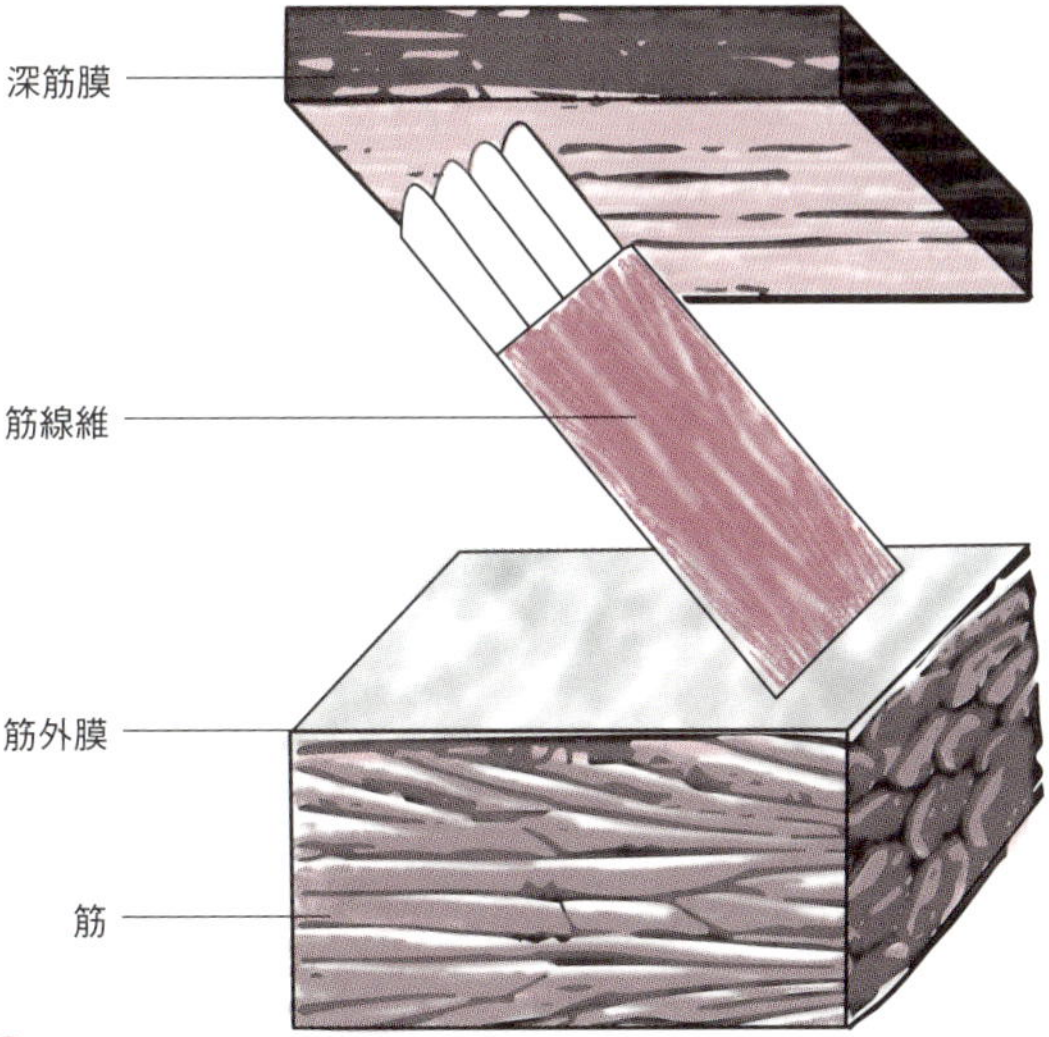

筋外膜から筋線維が深筋膜に入り込む

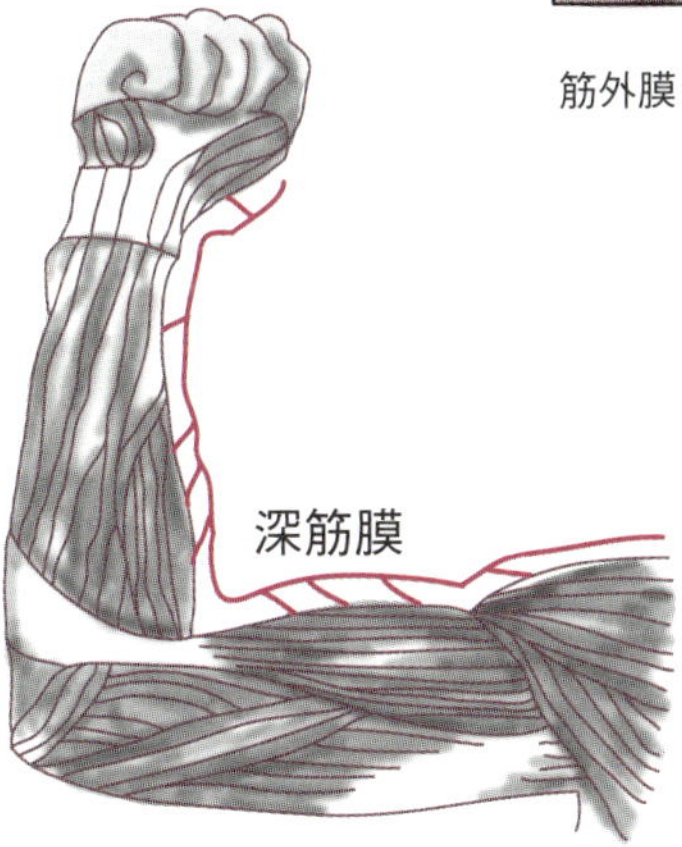

深筋膜は関節を越えて
筋肉を結びつける

図7　3層構造の深筋膜（別名：腱膜筋膜）

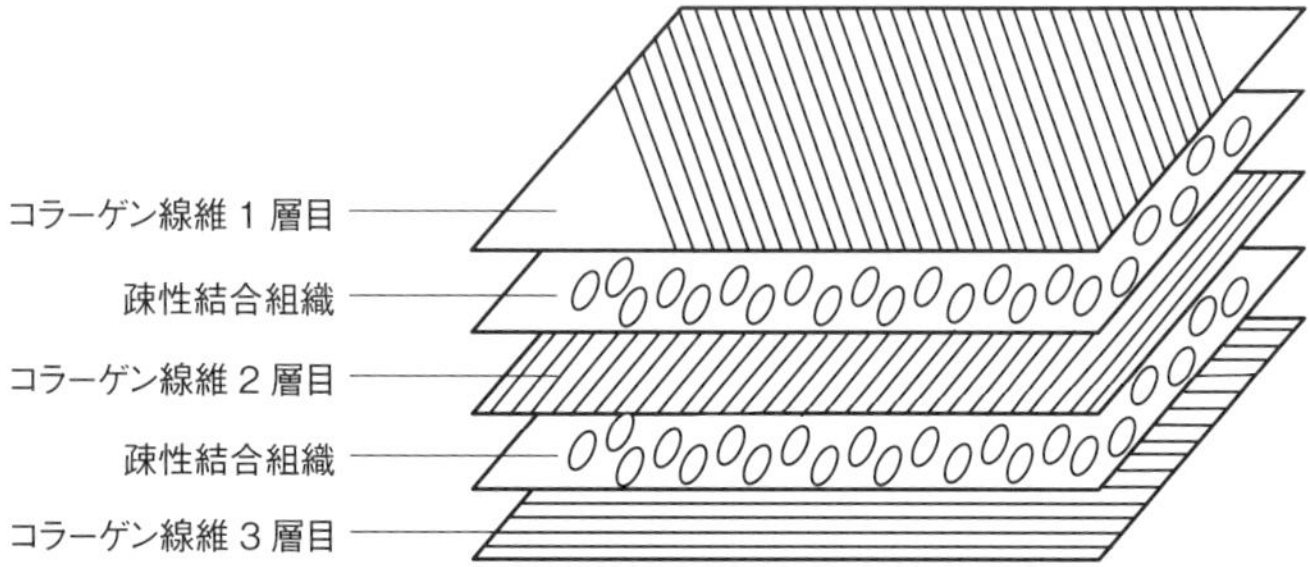

さらには**筋線維を包む筋内膜も硬くなり、筋の力が低下し、柔軟性も低下し、運動のパフォーマンスも低下してしまうのです。**

また、腱は筋外膜と筋周膜・筋内膜のコラーゲン線維が平行に並びを変えた組織です。よって、筋外膜がよじれて硬くなると、常に腱を引っ張ることになり、腱が関節の感覚受容器を刺激して、関節の周りに痛みを感じることになります。関節に痛みを感じることが多いので、まさか筋膜に問題があるとはなかなか思えませんが、ほとんどが硬くなった筋膜に問題があるのです。

筋膜の硬さを全身の筋膜リリースでほぐして、そのうえで、症状が強い部分のケアへと進めていくことが大切になります。

正しい方法をあきらめないで継続することが大切なのです。脱・他力本願です。

全身のセルフ筋膜リリース

前節で、深筋膜には筋外膜から筋線維が入り込むことを説明しました。その深筋膜は、関節を越えて、いくつかの筋肉をつないでいます。そのつなぎ方には14通りの配列があり、それぞれが全身を覆っています。

実際には、理学療法士が患者様を評価する中で、どの配列に問題があるかをつきとめて治療にいたります。そして、その後で家庭でもできるエクササイズとして、セルフ筋膜リリースを指導します。

でも、ご安心ください。**病院にかかるほどの症状でなければ、自分自身でも十分ケアできます。**

筋膜リリースは筋肉のストレッチングとは違います。ストレッチングは1つの筋肉を一方向に30~60秒ほど伸ばしていく方法ですが、筋膜リリースは縦・横・斜めに走行する深筋膜のコラーゲン線維をゆっくり、じっくり、様々な方向に解きほぐす方法です。

筋膜の一番深い所にあるのは筋内膜で、筋肉の1本1本の筋線維を覆っています。深筋膜がゆるみ、筋肉の表面の筋外膜がゆるめば、筋外膜が連続してつながっていく筋周膜と筋内膜もゆるみます。

筋内膜がゆるむと、1本1本の筋線維が筋力を復活させ、柔軟性も改善し、運動のパフォーマンスも向上します。

筋膜をリリースするときは、ゆっくり、じっくり行うことが大切です。多方向に走行するコラーゲン線維をリリースするには90秒以上時間をかけるのが理想です。無理せず、勢いをつけず、痛みを我慢せず、その人ごとに硬く緊張している部分に意識を集中して、ゆっくり行いましょう。フライパンの上の固形バターが溶けて薄くなり、周りに広がるようなイメージです。

1日の中で、朝の寝起きのとき、午後疲れが出始めたとき、そして夜のお風呂上がりなど、何回かに分けて反復することで体がリセットされます。

夜まとめてやろうと思っても、疲れが溜まりすぎて、時間はかかりますし、やるのも嫌になってしまいます。

すべての体操を寝起きや午後にやらなくても構いません。仕事で座っていれば、座ってできるリリースを、立っていれば立ってできるリリースを、夜、時間があればいくつかのリリースを、**とにかく頻回に行うことが理想です。**

最初は90秒間リリースするのは難しいので、20秒、30秒から始め、楽にできるようになれば時間を延ばして90秒以上できるようにしましょう。自分の体の内部に意識を集中し、自分の体の動きや位置関係に注意を払い、気持ちよくなるように時間を延ばしていきましょう。それぞれの説明で何秒以上と書いていますが、それがきついときは、それ以下の時間で大丈夫です。

ここでは、縦方向、横方向、斜め方向の筋膜をリリースする方法を紹介します。これが基本になります。その後、自分の気になる部分のケアへと進むのが理想です。

①縦方向：筒状に伸ばすL字型筋膜リリース

これは、**体の縦方向の筋膜のつながりをリリース**するのに効果的です。体を前に傾け、両手をダイニングテーブルなどにのせて体重を支えます。両足が筒のように伸びて床の中に入り込むように意識します。

続いて、上半身もお尻と一緒に腕の方向に伸ばしていきます。尾骨を中心に上下に筒状に伸ばすイメージです。股関節をしっかり直角に曲げることが大切です。30秒以上リリースしましょう。30秒がきつい人は、それ以下でも大丈夫です。

これを3回繰り返してください。慣れてきたら時間を90秒まで延ばしていってください。

腰痛のある人や、ももの裏やふくらはぎの筋肉が硬い人、猫背の人にも効果的です。あごが上がる、腰が丸まってしまう、お尻が前に出すぎる、逆に後ろに残っているというのはNGです。

縦方向：筒状に伸ばすＬ字型筋膜リリース

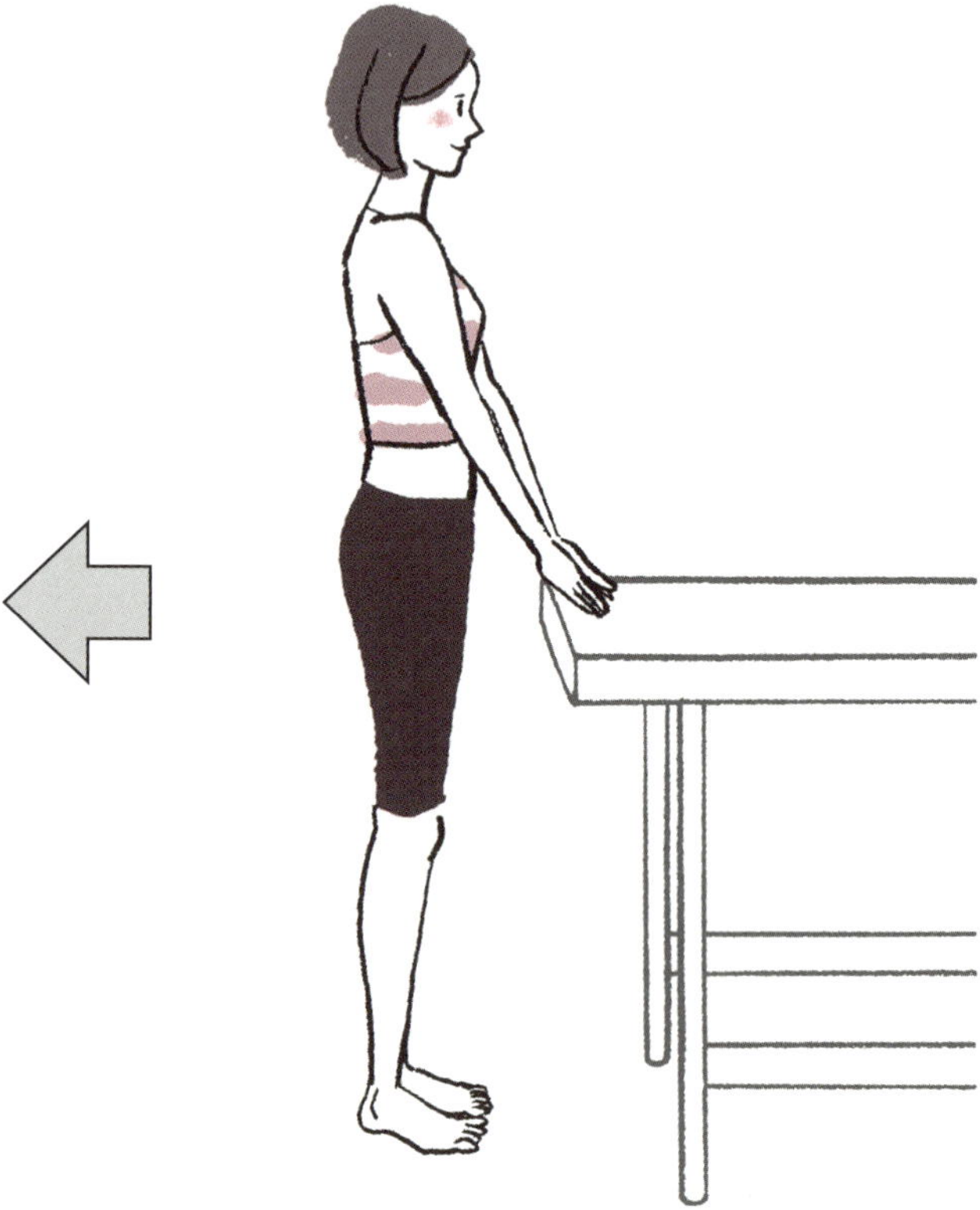

①体を前に傾け、両手をダイニングテーブルなどにのせて体重を支えます。

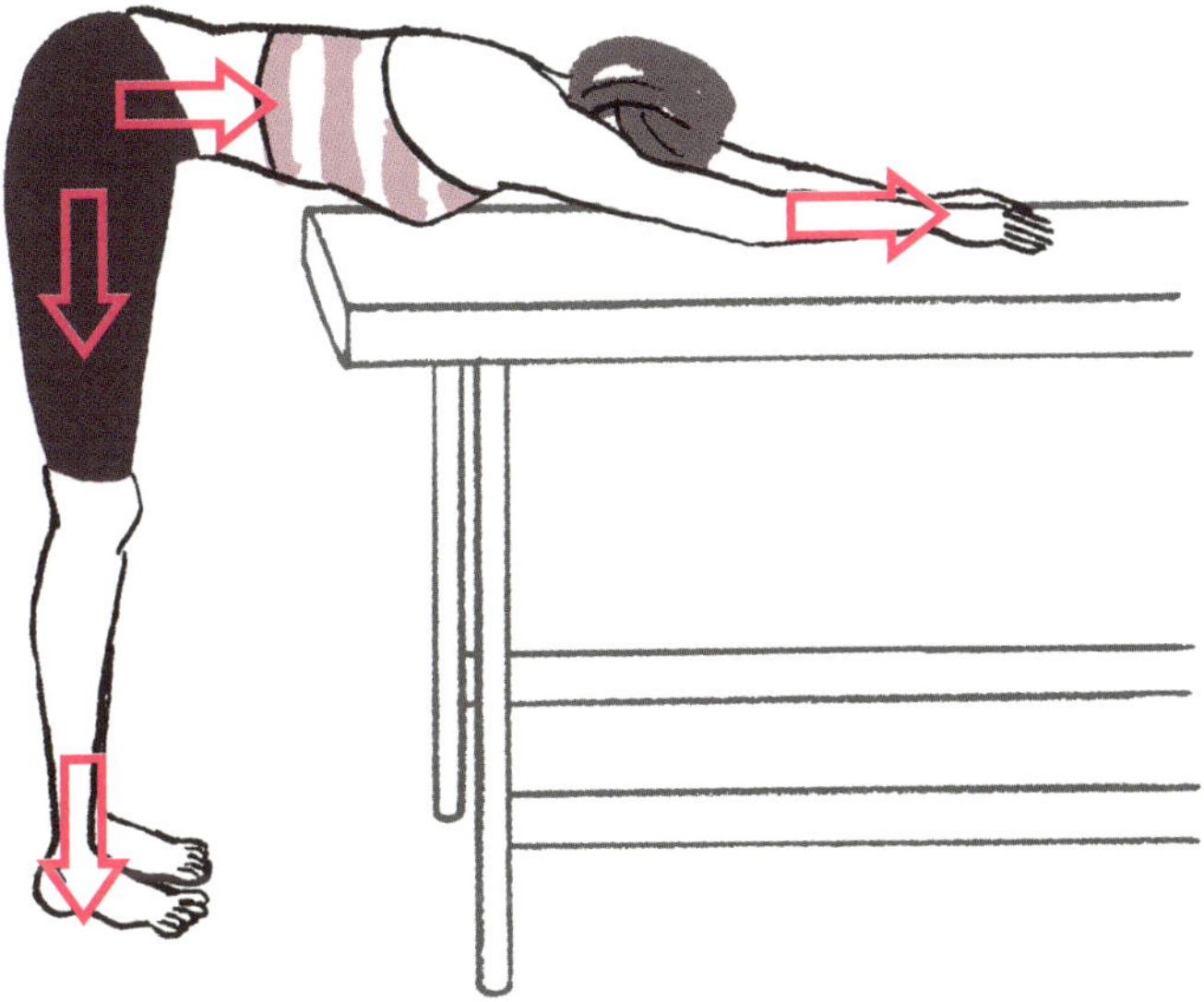

②上半身もお尻と一緒に腕の方向に伸ばしていきます。尾骨を中心に上下に筒状に伸ばすイメージです。両足は床に垂直にもぐりこむイメージです。30 秒以上リリースします。

②横方向：「シェーポーズ」筋膜リリース

これは、**体の横方向の筋膜のつながりをリリース**するのに効果的です。片手を、ダイニングテーブルや机、または椅子の背におきます。テーブルについた側と反対側の足をテーブル側に動かして、体の前で交差させます。両足が膝の前後で密着するようにしてください。

続いて、前に交差した足が床の中に入り込むように意識したまま、片手を頭上に伸ばします。頭上に上げた手をテーブル側へと倒していき、体全体の横側を30秒以上リリースします。

左右を逆にしてそれぞれ3回繰り返してください。慣れてきたら時間を90秒まで延ばしていってください。

左右で伸ばしにくい方向を、時間をかけてほぐすようにしましょう。伸ばしにくいほうにしっかり時間をかけることで、腰の横側に痛みがある人は楽になっていきます。

また、骨盤の左右の高さの違いも整ってきます。

体の前で交差した足が床から浮いてしまう、その側の骨盤が上がってしまう、交差した両足の膝が前後に離れているというのはNGです。

横方向：「シェーポーズ」筋膜リリース

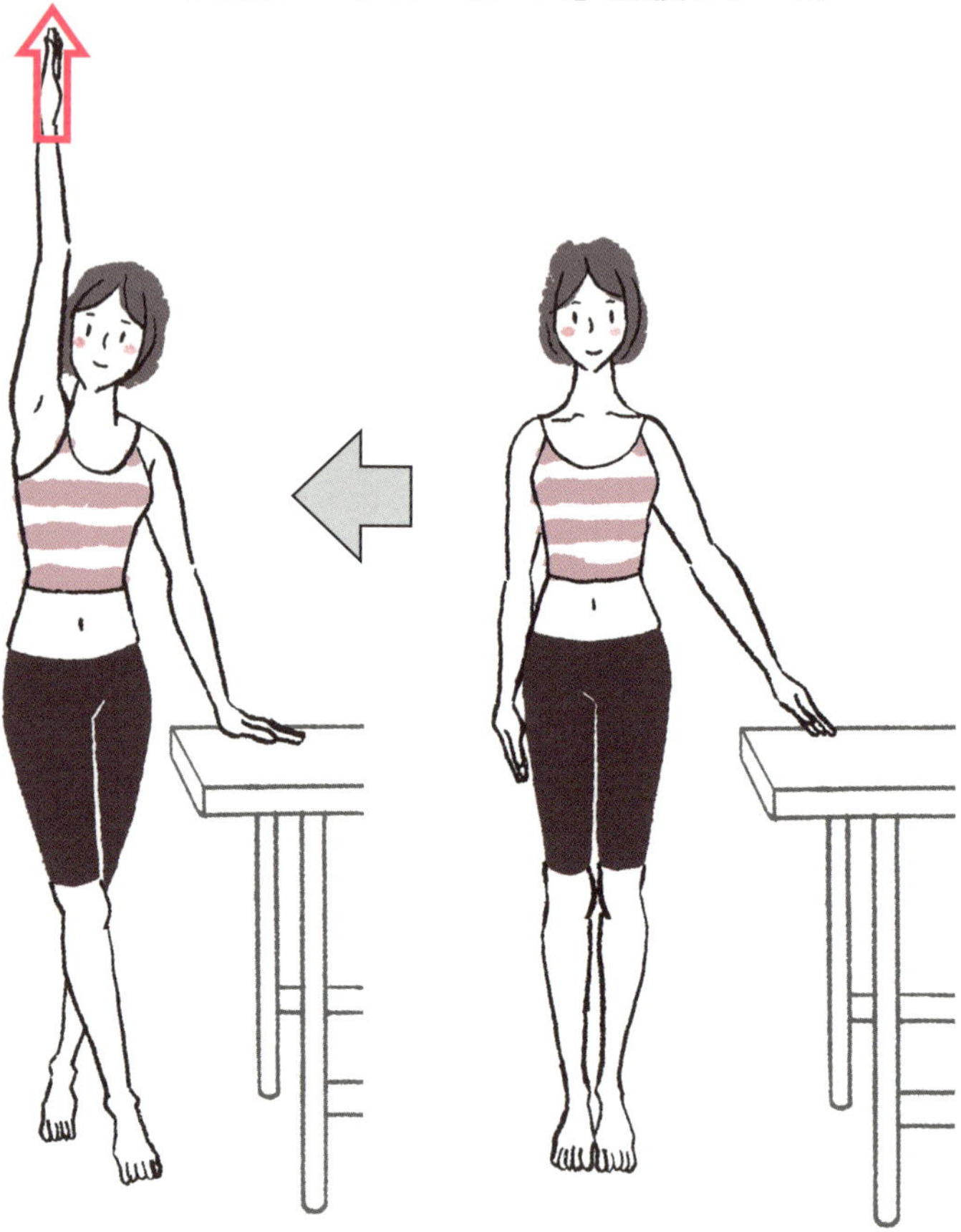

②テーブルについた側と反対側の足をテーブル側に動かして、体の前で交差させます。続いて、片手を頭上に伸ばします。

①片手を、ダイニングテーブルや机、または椅子の背におきます。

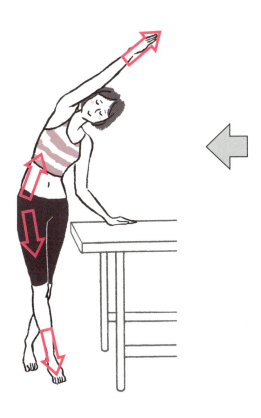

③頭上に上げた手をテーブル側へと倒していき、体全体の横側を30秒以上リリースします。

③斜め方向：「見返り美人」筋膜リリース

これは、**体の斜め方向の筋膜のつながりをリリース**するのに効果的です。歩くときと同じ要領で、左手と右足を前に出します。左手はダイニングテーブルや机、または椅子の背におきます。前に出した膝は軽く曲げ、後ろの膝はまっすぐ伸ばして足全体が筒のように伸びて床の中に入り込んでいくように意識します。そして右手を天井方向に伸ばして20秒以上リリースします。両足は床につけたままです。

次に、上半身を右に回して、右手を右斜め後方へと伸ばしていき20秒以上リリースします。目は右手を見るようにします。

続いて、左肘を曲げてテーブルあるいは椅子の背に前腕をつけたまま、さらに体を捻って20秒以上リリースします。

左右を逆にして、同じように行ってください。左右それぞれ2～3回繰り返します。慣れてきたら時間も延ばしてください。左右で伸ばしにくい方向を、時間をかけてほぐすようにしましょう。

このリリースは、肩こりや腰痛、ふくらはぎの張りだけでなく、歩き方を綺麗に整えるのにも有効です。

後ろの膝が曲がってしまう、前の膝が伸びてしまう、後ろの踵《かかと》が浮いてしまう、肘が肩よりも後ろについてしまうなどはＮＧです。

斜め方向：「見返り美人」筋膜リリース

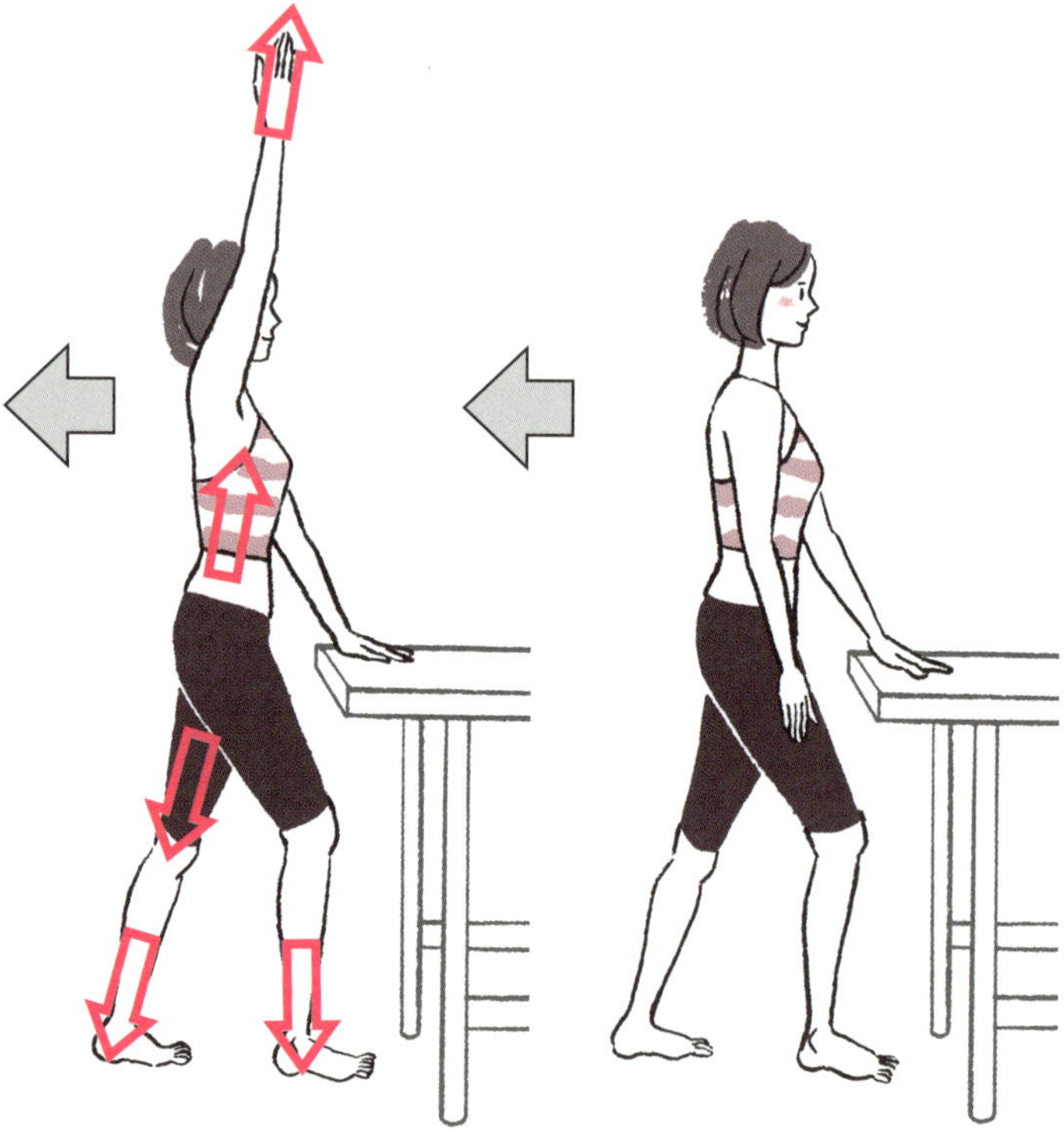

①左手と右足を前に出します。左手はダイニングテーブルなどにおきます。前に出した膝は軽く曲げ、後ろの膝はまっすぐ伸ばします。

②両方の足全体が筒のように伸びて床の中に入り込んでいくように意識します。そして右手を天井方向に伸ばして20秒以上リリースします。

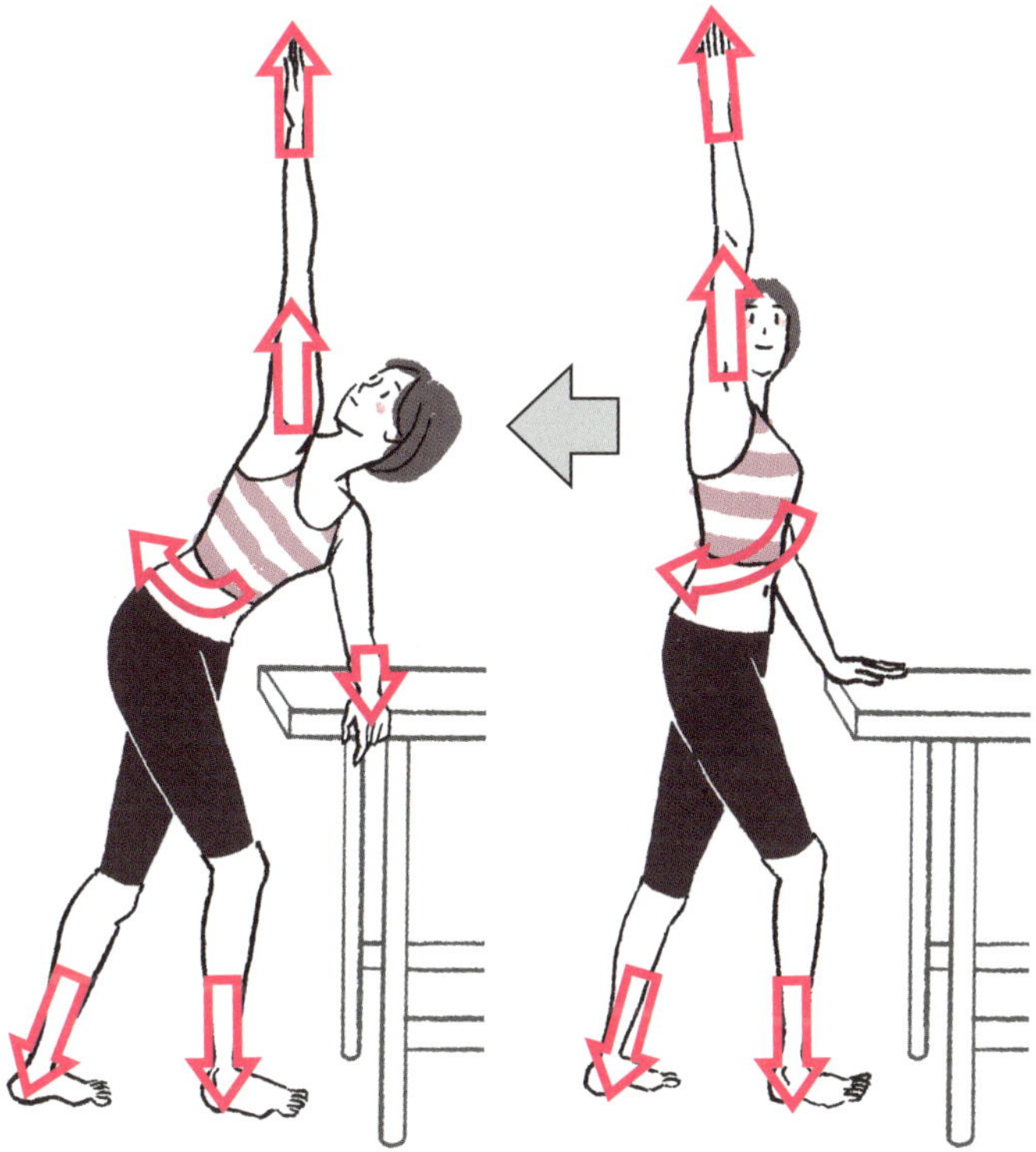

④左肘を曲げてテーブルあるいは椅子の背に前腕をつけたまま、さらに体を捻って20秒以上リリースします。左右を逆にして、同じように行います。

③上半身を右に回して、右手を右斜め後方へと伸ばしていき、20秒以上リリースします。目は右手を見るようにします。

これらの3つのリリースは、全身を広く覆っている深筋膜をリリースするのに効果的な方法です。それぞれのリリースをする際に、肩甲骨の周りが引っかかる、腰のあたりが張る、ももの裏が引っかかる、ふくらはぎが張る……など、人によって感想が違うと思います。

それでいいのです。**その違和感によって、自分の体のどの部分の筋膜に問題が生じているのかを、自己診断しているともいえるのです。**

以上3つの筋膜リリースを、是非、試してみてください。2週間続けると、体が軽くなります。さらに2週間続けると、周りの人からも「姿勢が良くなったね」、「若返ったみたい」、「綺麗になったね」……など、良い印象が持たれますよ。その後も、できる範囲で継続するようにしてくださいね。

第②章

猫背、巻き込み肩、ストレートネックを治す方法

猫背は万病の元

日本人は諸外国の方から見ても、とても真面目な民族です。なぜかというと、同じ姿勢で長時間の作業に耐えられるからです。

小学校から授業中は椅子に座り続け、前を向いて真面目に授業を受けることを教えられます。中学、高校になるとさらに椅子に座って宿題をしたり、塾通いが始まり、受験戦争の中で体の動きが小さく、そして少なくなってきます。社会人になるとデスクワークが増え、体を大きく動かすことも少なくなります（図8）。30代後半から筋力が低下してくるのに合わせ、猫背も進むのです。

図8 特徴的な猫背姿勢

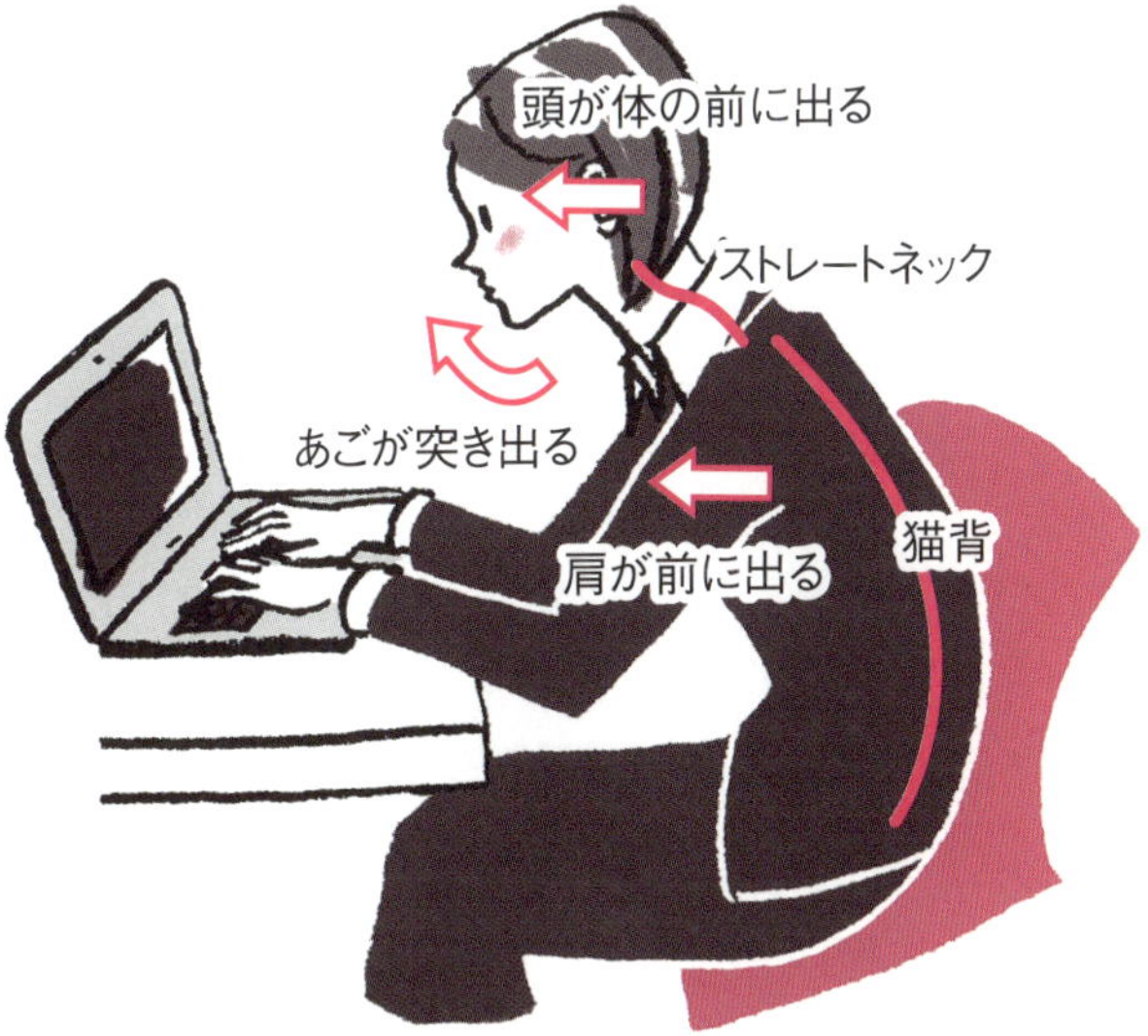
頭が体の前に出る
ストレートネック
あごが突き出る
肩が前に出る
猫背

これは実は真面目というよりも、悪い習慣なのです。**姿勢を変えずに長時間頑張れば、疲れるのが当たり前です。**そして楽な姿勢をとろうと猫背が進むのです。

また、自分の体の大きさに合わない高さの机や椅子を使っていると、猫背や反り腰になり、不良姿勢をますます悪くしていき、こりも広がっていきます。最近の学校では、椅子だけでなく、机の高さも調節できるものが増えてきました。このような椅子や机を普及させるような環境整備も重要です。

猫背とは、胸の前の筋肉が短く硬くなり、背中の筋肉が伸びた状態で筋力が低下していく状態です。**猫背姿勢で頭が体の前に出た姿勢は、肩こりや首こりの原因となります。**

食器を持ち上げることなく猫背で食べる姿勢、猫背での書き物姿勢、ほおづえをつくクセ、スマホや携帯型ゲーム機を使うときの姿勢、テレビを見るときの猫背姿勢など、身に覚えがありませんか？

猫背で、頭も体の前に出て、巻き込み肩やストレートネックなども加わると、いろいろな症状が出てきてしまいます。肩こり、首こり、片頭痛、かすみ目、耳鳴り、あごのかみ合わせ不良、口を開くと音が鳴る、水分の飲み込みでむせる、肺活量の低下、腰痛、便秘、お腹や二の腕に脂肪が付く、などなど様々な不調をきたしてしまいます。

さらに猫背の人は、実年齢よりも老けて見られてしまい、損ばかりです。

猫背は万病の元。猫背を治して正しい姿勢に近づけましょう。良い姿勢が無意識でも取れるようになると様々な不調も良くなっていきます。その上で、他の症状を改善するための体操を加えることが大切になります。

ここでは猫背を治すための様々な体操を紹介しましょう。

①バンザイ筋膜リリース

あお向けで足を床につけて、膝を曲げます。肩甲骨の下端が中心になるように、丸めたバスタオルを背中の下に敷き、頭の下に低めの枕を敷いて、あごを軽くのど元に引きつけたまま、バンザイします。その状態で胸の前の筋肉を30秒以上リリースします。これを3回繰り返してください。慣れてきたら時間は90秒まで延ばしましょう。

このときのコツは、お腹に軽く力を入れて、腰を床に押しつけておくことです。これは、**腹筋の力も強化しながら、猫背を改善する方法**です。

バンザイ筋膜リリース

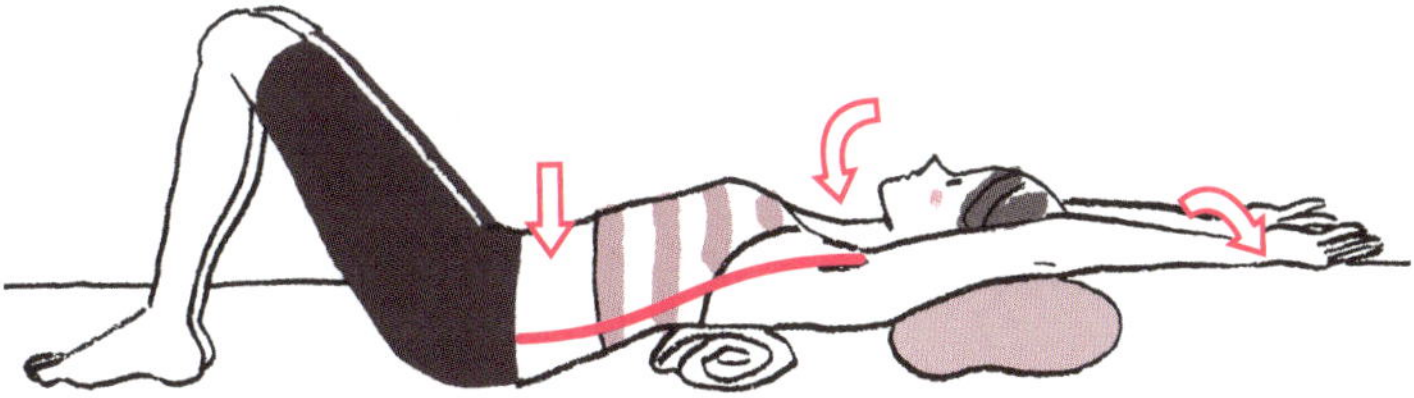

あお向けで足を床につけて、膝を曲げます。あごを軽くのど元に引きつけたまま、バンザイし、その状態で胸の前の筋肉を30秒以上リリースします。

②肘つけ四つ這いお尻引き筋膜リリース

両方の肘と小指をくっつけて、手のひらを上に向けて手の甲をしっかりと床につけた四つ這いをとります。ここからお尻を後ろに移動させます。このときに腰は丸まった状態で、胸の前から肩、そして骨盤までを30秒以上リリースします。これを3回繰り返してください。慣れてきたら時間は90秒まで延ばしましょう。

このリリースでは、広背筋という背中にある長い筋肉もしっかりリリースできます。両肘が離れそうになったり、手の甲が床から離れそうになったら、そこでじっくりと気持ちいい感覚でリリースを続けます。

肘つけ四つ這いお尻引き筋膜リリース

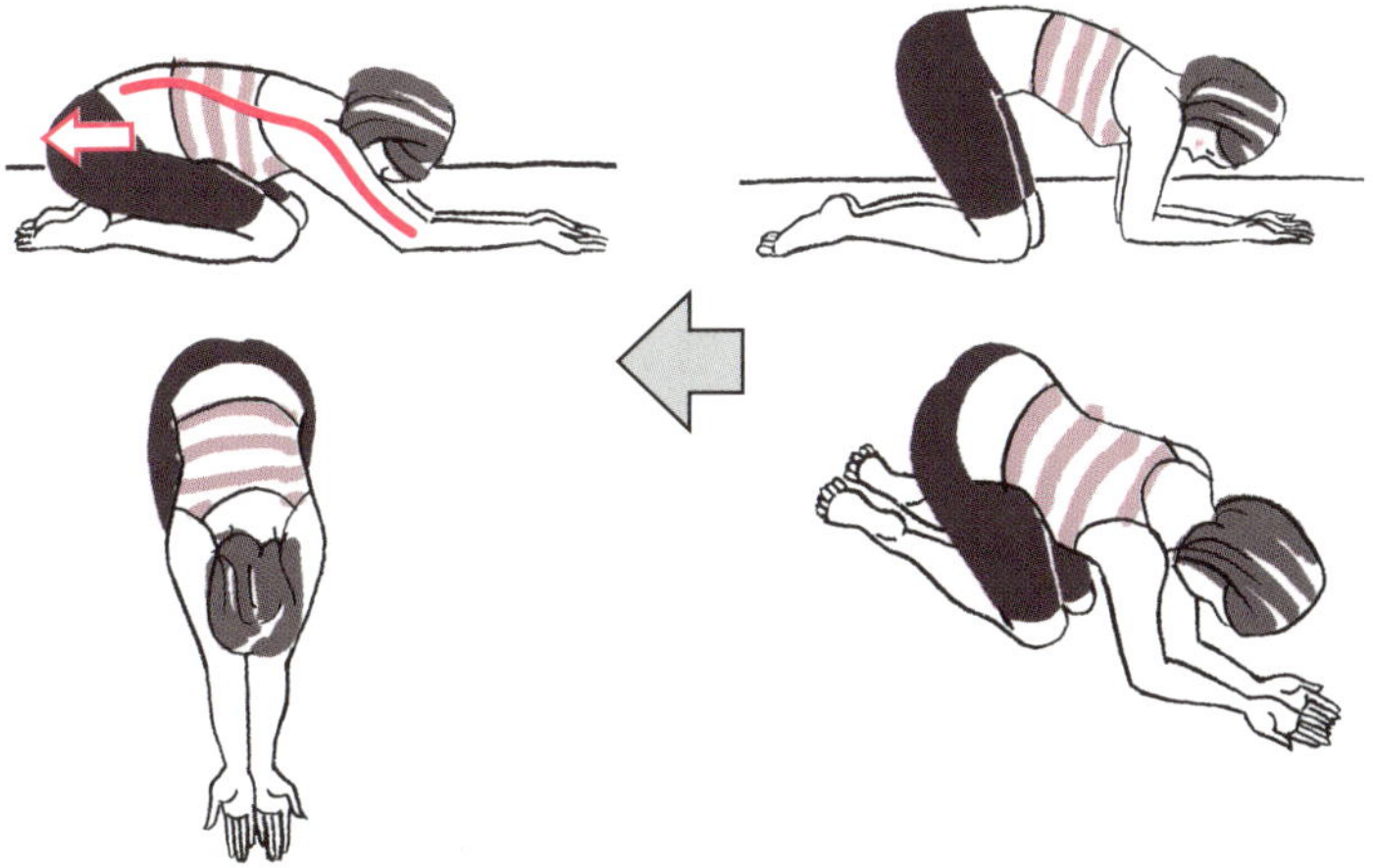

①両方の肘と小指をくっつけて、手のひらを上に向けて手の甲をしっかりと床につけた四つ這いをとります。

②お尻を後ろに移動させます。このときに腰は丸まった状態で、胸の前から肩、そして骨盤までを 30 秒以上リリースします。

③腕の押し・引き・回し筋膜リリース

椅子になるべく背筋を伸ばした姿勢で座ります。

背中は丸めすぎないようにしながら、平泳ぎの要領で両手を前に突き出し、30秒以上リリースします。

引き続き、あごは引き気味にして肘を曲げながら腕を開き、胸を張るように胸の後ろの背骨を伸ばすようにして、胸の前の筋肉を30秒以上リリースします。あごをしっかりのど元に引きつけますが、うつむくのではなく、正面を見ていてください。

さらに、両肘を肩より前に戻しながら、同時に両手のひらを前に向けるように両方の肩甲骨を引き起こし、30秒以上リリースします。

これを3回繰り返してください。

肩まわりの筋膜も同時にリリースされますので、肩こりや首こりにも良い効果が出ます。

さらにうれしいことに、二重あごの改善にも効果的です。

寝るときにも、枕が柔らかすぎると、あお向けで寝ているときに、頭は沈み込みますが、あごが突き上がってしまいます。そうして首の前の筋膜が伸びきることで、二重あごの原因になってしまうのです。なので、枕の選択も重要です。

これらの体操は1日の中で頻回に行うことが大切です。また、お腹に力を入れることも重要です。ポッコリお腹の改善にもつながります。

次節ではさらに、携帯やタブレットなどの使いすぎでなってしまいがちな「巻き込み肩」を治す方法を次に紹介しましょう。

腕の押し・引き・回し筋膜リリース

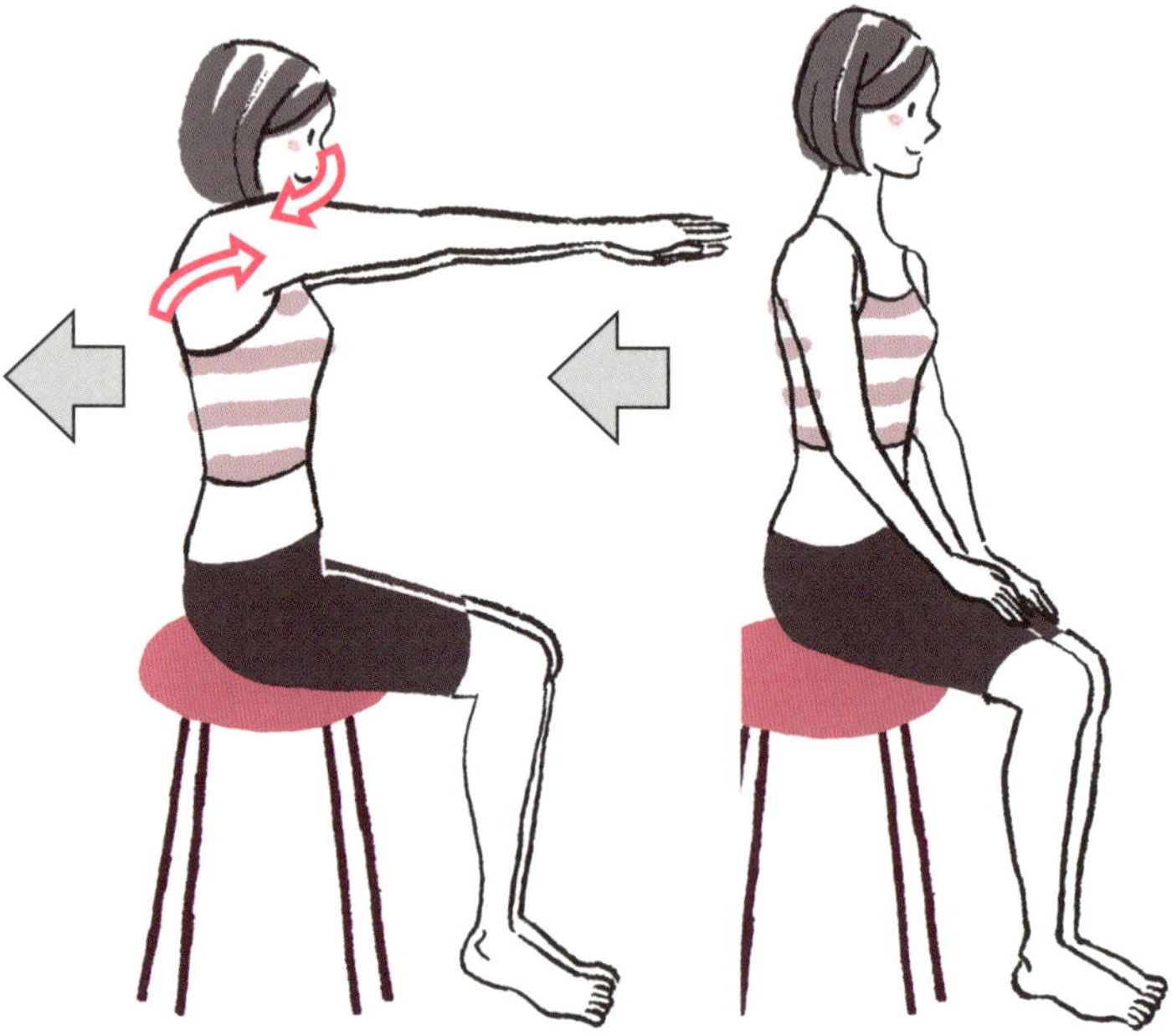

①椅子になるべく背筋を伸ばした姿勢で座ります。

②平泳ぎの要領で両手を前に突き出し、30 秒以上リリースします。

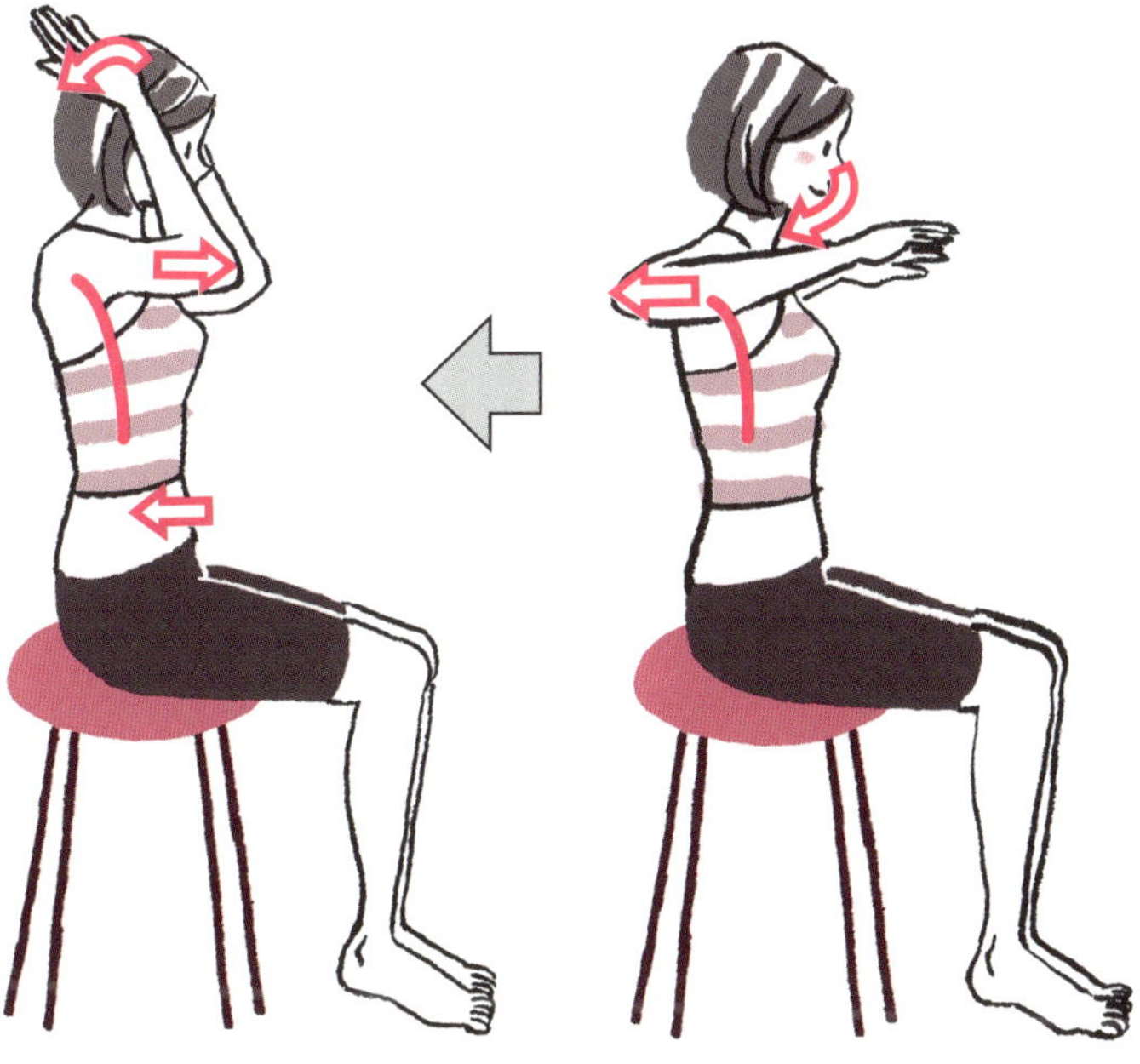

③あごは引き気味にして肘を曲げながら腕を開き、胸を張るように胸の後ろの背骨を伸ばすようにして、胸の前の筋肉を30秒以上リリースします。

④両肘を肩より前に戻しながら、同時に両手のひらを前に向けるように両方の肩甲骨を引き起こし、30秒以上リリースします。腰が反らないようにお腹に軽く力を入れてください。

巻き込み肩を治す

猫背には、巻き込み肩も合わさります。

巻き込み肩とは、肩が前にずれ、内側にねじれた状態で、見た目が悪いだけでなく、肩こり、腕の痛みなど様々な不調の原因となります。最近では、**携帯やタブレットなどの使いすぎで巻き込み肩になる人も多い**のですが、実は昔から巻き込み肩は問題となっていたのです。

農作業や裁縫などの作業姿勢、近視で新聞や本を読む、低い机で作業する、など様々な環境因子によって巻き込み肩は生じていました。しかし、現代病として、「スマホ巻き込み肩」といわれることが増え、問題化してきたのです。

横向きで寝る姿勢も影響します。右下の横向きが楽だという人は、右の肩のほうがより巻き込まれます。また、右利きで、右手だけでスマートフォンを使う人も、右の肩がより巻き込まれます（図9）。

図9　現代人に多い「スマホ巻き込み肩」

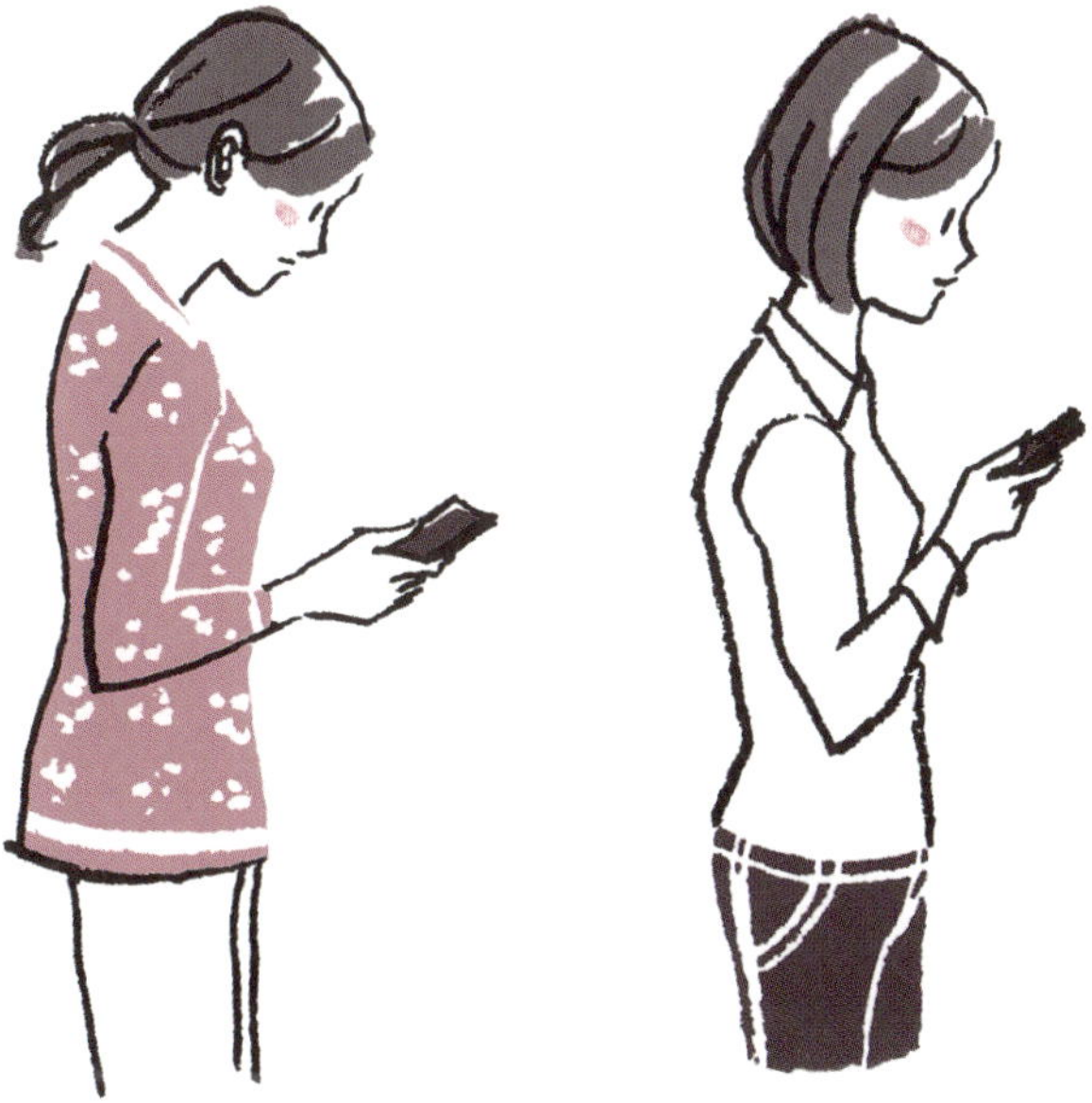

スマホ巻き込み肩　　　　正常な姿勢

この巻き込み肩を治す体操を紹介いたします。

前節でご紹介した猫背の体操に加えて行うと効果的です。また、体操以外にも、横向きで寝る姿勢をいつもと逆にしたり、スマートフォンを使うときにもう片方の手で肘を支えるなどの工夫も大切です（図10）。

①大胸筋ストレッチング

巻き込み肩姿勢で、「胸を前に張り出すのがなかなか難しいな」という人は、このストレッチをやっておくといいですよ。

まず、部屋の角に向かって立ちます。肘を肩の高さまで上げて、壁に腕をつけます。それから、体を前に倒して胸を突き出すようにして大胸筋をストレッチします。

30秒間のストレッチングを、休みをはさみながら、3回行いましょう。

図 10　空いた手でスマホを持つ腕の肘を支える

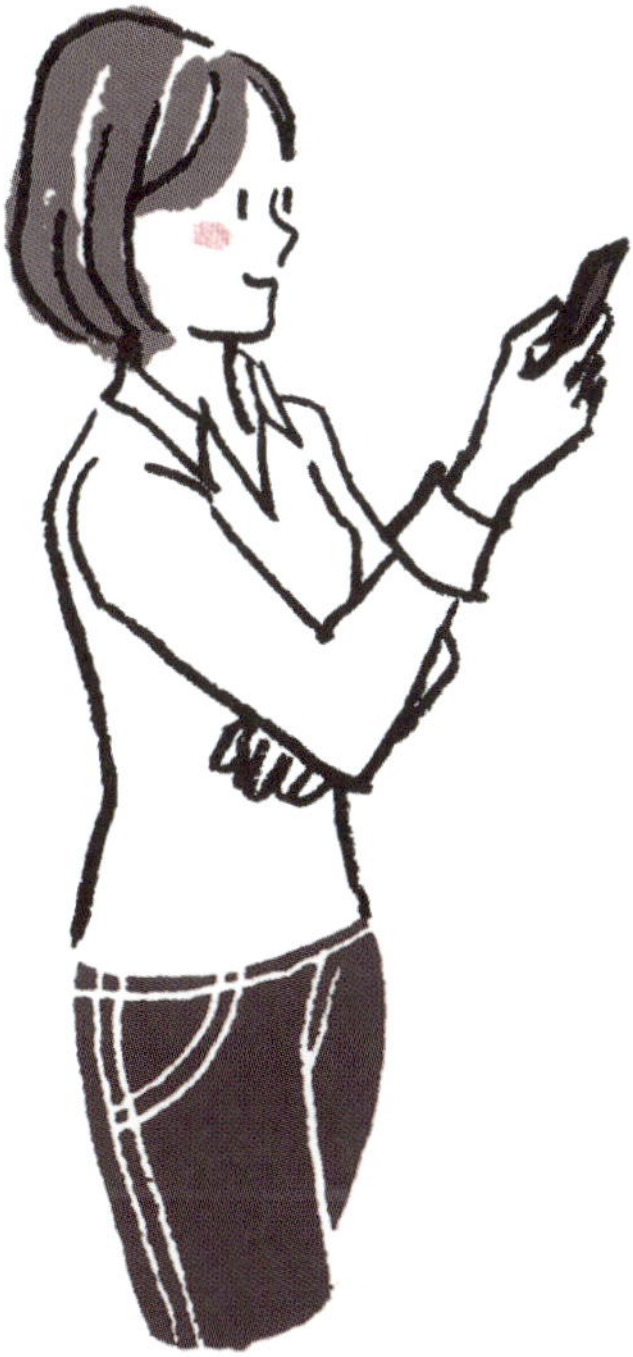

大胸筋ストレッチング

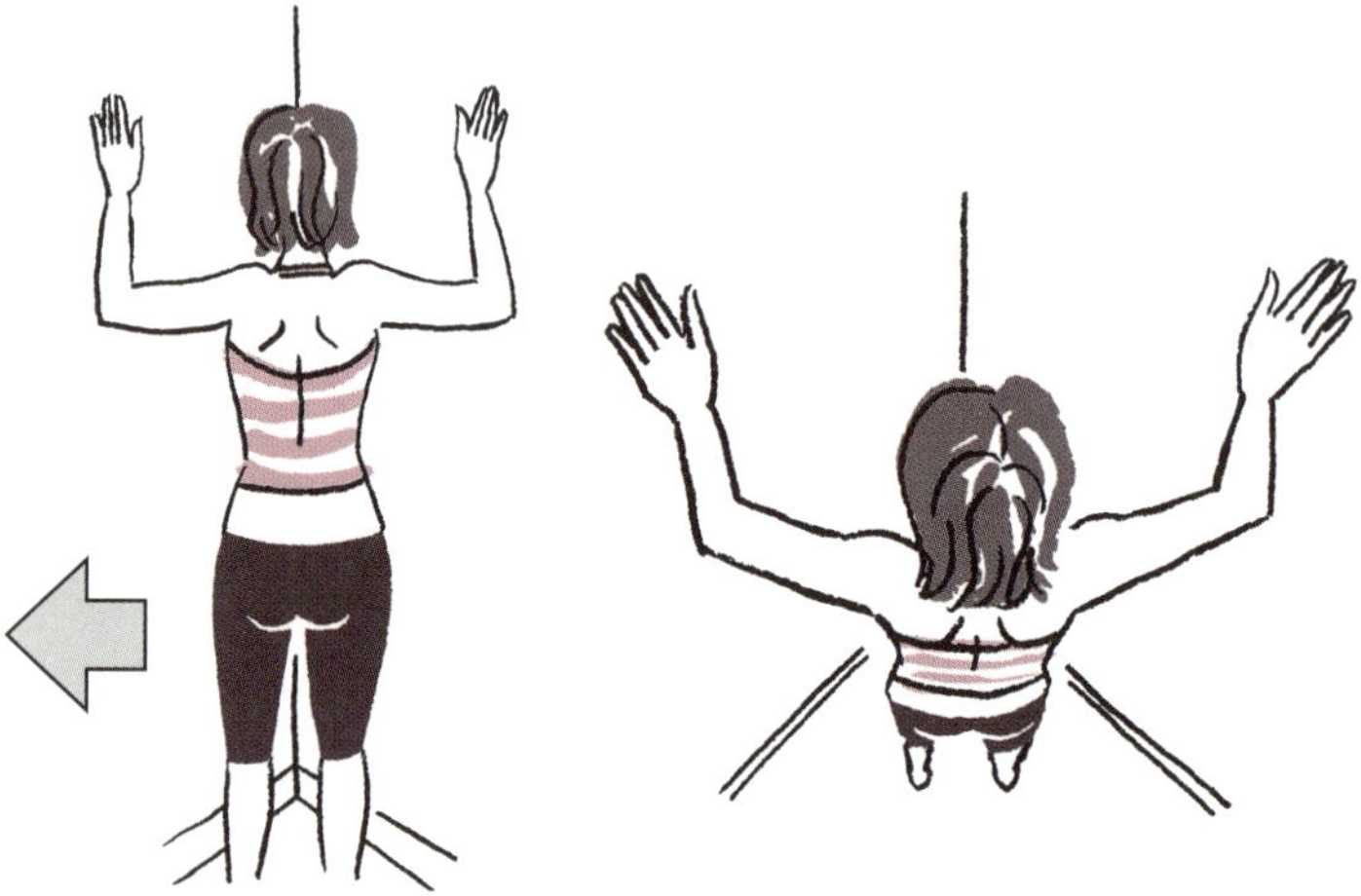

①部屋の角に向かって立ちます。肘を肩の高さまで上げて、壁に腕をつけます。

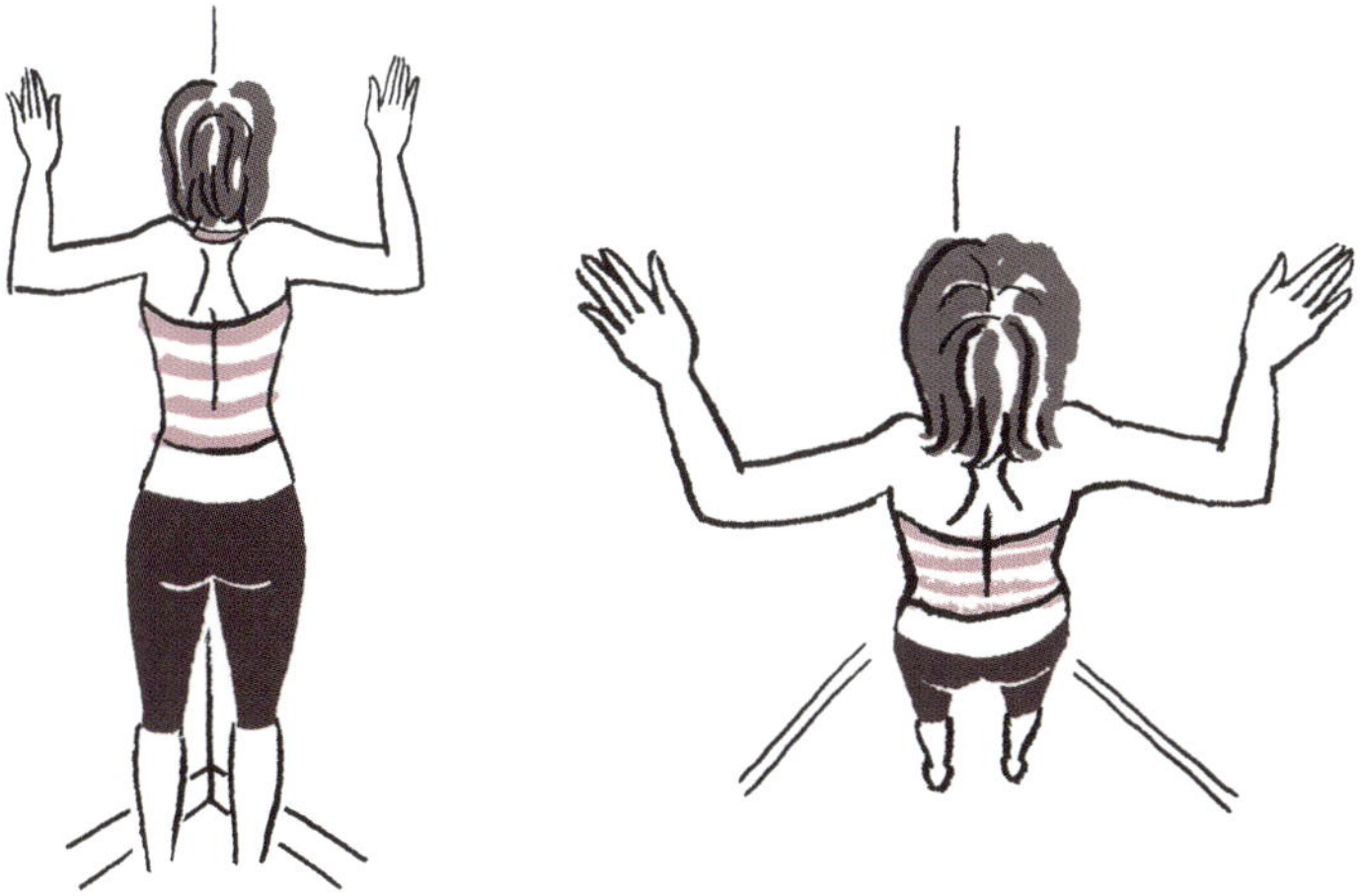

②体を前に倒して胸を突き出すようにして
大胸筋を 30 秒間ストレッチします。

②小胸筋ストレッチング

「肩甲骨を後ろに引き起こすのがなかなか難しいな」という人は、このストレッチングをやっておくといいですよ。

あお向けで寝て、両膝を曲げて膝を立てます。片手で、反対側の肩を床につけるように押して30秒間ストレッチします。

そこから、両膝と骨盤を、押さえた肩と反対側に回して、押さえていた肩が床から浮き始めたらそこで止めて30秒間ストレッチします。

左右をそれぞれ3回繰り返してください。左右で伸ばしにくい方向を、特に時間をかけて行ってください。

両膝と骨盤を倒すときに肩が浮いてしまう、腰を大きく捻ってしまうというのはNGです。また、あごが上がってしまう方は、頭の下に枕を敷いてから行ってください。

小胸筋ストレッチング

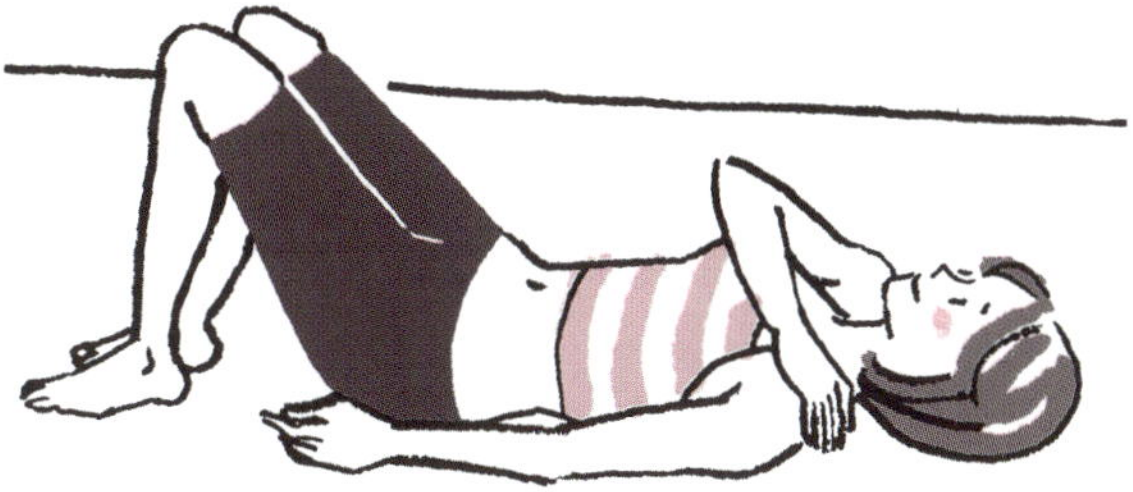

①あお向けで寝て、両膝を曲げて膝を立てます。
片手で、反対側の肩を床につけるように押して
30 秒間ストレッチします。

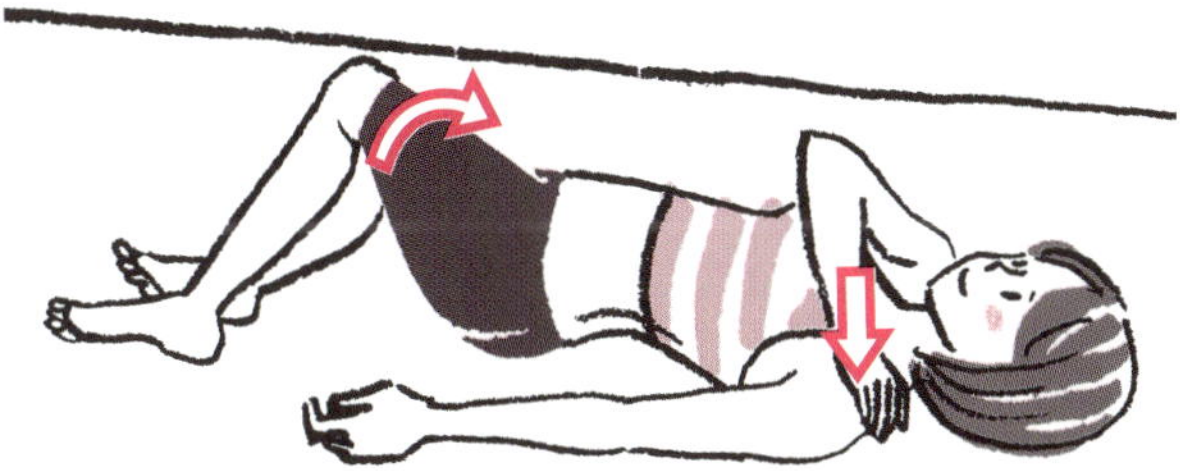

②両膝と骨盤を、押さえた肩と反対側に回して、
押さえていた肩が床から浮き始めたらそこで止め
て 30 秒間ストレッチします。

③マトリックス体操

前かがみの姿勢で膝を軽く曲げ、あごは少し前に出します。あの有名な映画のワンシーンのように、肩を交互にゆっくり後ろに回しながら状態を起こしていきます。そのとき、腰は反対側に捻るようにゆっくり回します。お腹には軽く力を入れておくのがコツです。

腰を反らしすぎないように注意しながら、さらに腰と肩を回しながら体をまっすぐに起こしていきます。

あごも引きながら体を起こし、頭が体の真上に乗るようにして最後に良い姿勢になって前を見ます。

この過程を30秒以上かけてゆっくり行います。

これを3回繰り返してください。

最初から膝が伸びている、腰を反らしすぎるというのはＮＧです。

いかがですか？　是非試してください。

マトリックス体操

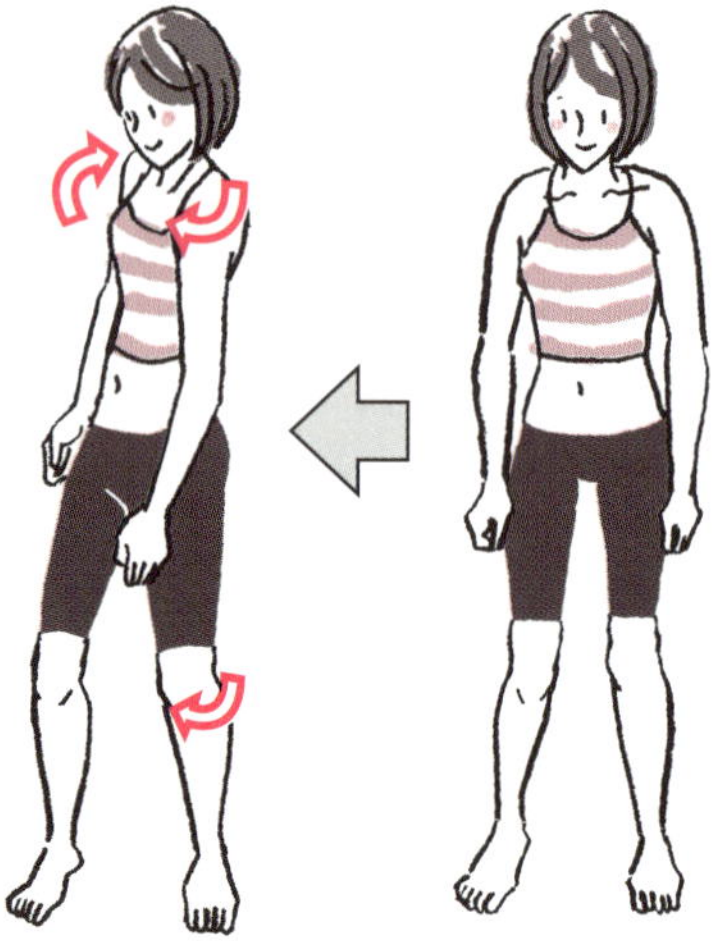

①前かがみの姿勢で膝を軽く曲げ、あごは少し前に出します。

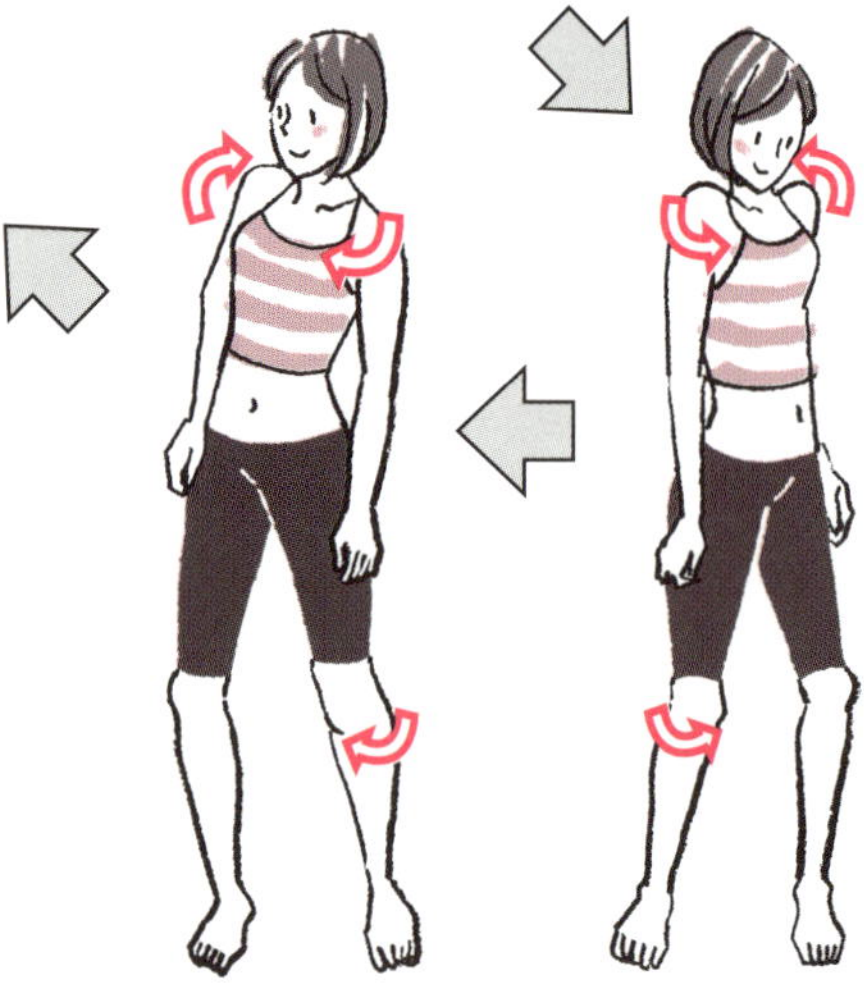

②肩を交互にゆっくり後ろに回しながら状態を起こしていきます。そのとき、腰は反対側に捻るようにゆっくり回します。

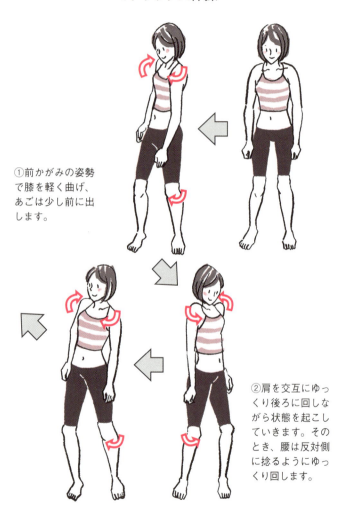

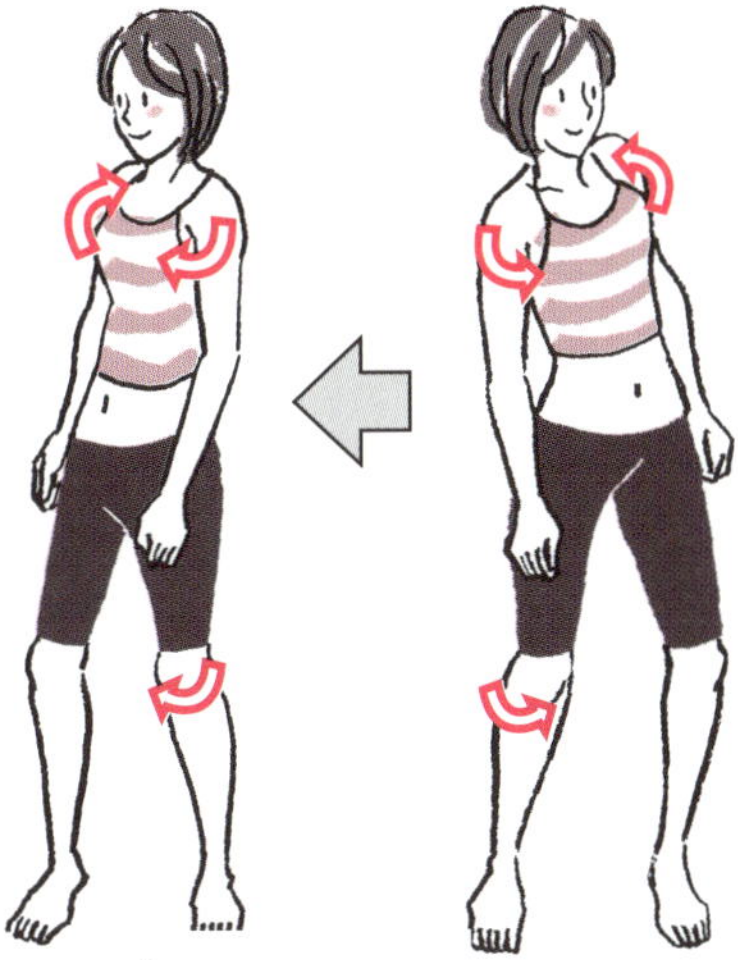

③腰を反らしすぎないように注意しながら、さらに腰と肩を回しながら体をまっすぐに起こしていきます。

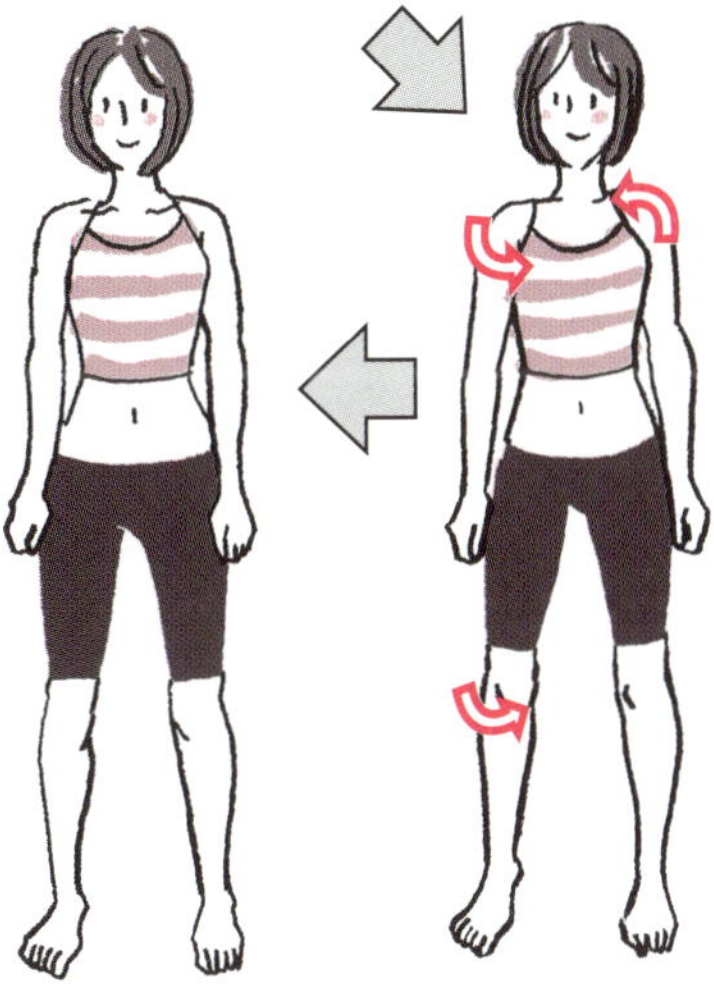

④あごも引きながら体を起こし、頭が体の真上に乗るようにして最後に良い姿勢になって前を見ます。

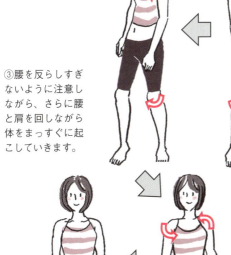

ストレートネックを治す

正常な首は、首の真ん中が前に出たカーブ（前弯）を持っています。

それが、猫背で頭が体の前に出ると、あごが上に突き上がり、頭と首の付け根の後ろの筋肉（後頭下筋群）が硬くなってしまいます。

その状態であごを引いて前方を見ようとしても、あごが引けないので、首の真ん中あたりを前に曲げて前方を見ることになり、ストレートネックになってしまいます（図11）。

そのことで、猫背にストレートネックが加わった悪い姿勢へと移行してしまうのです。そうなると、**頭の重さを支えるために、肩だけでなく、首の後ろの筋群にも負担がかかり、首もこることになります。**これは、なで肩の女性に多い姿勢でもあります。

図11　正常な首のX線　ストレートネックのX線

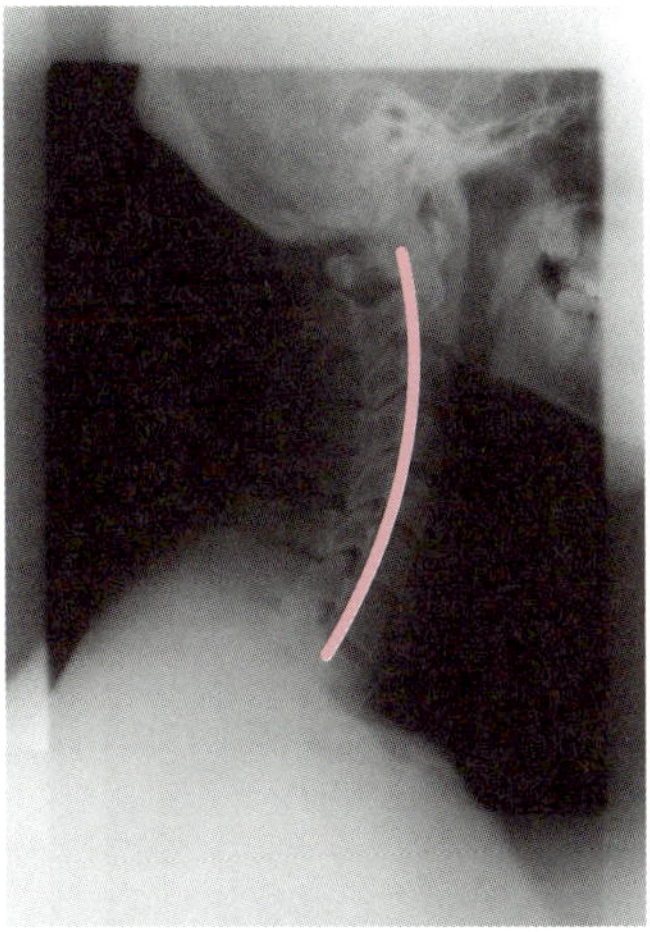

正常な首のX線

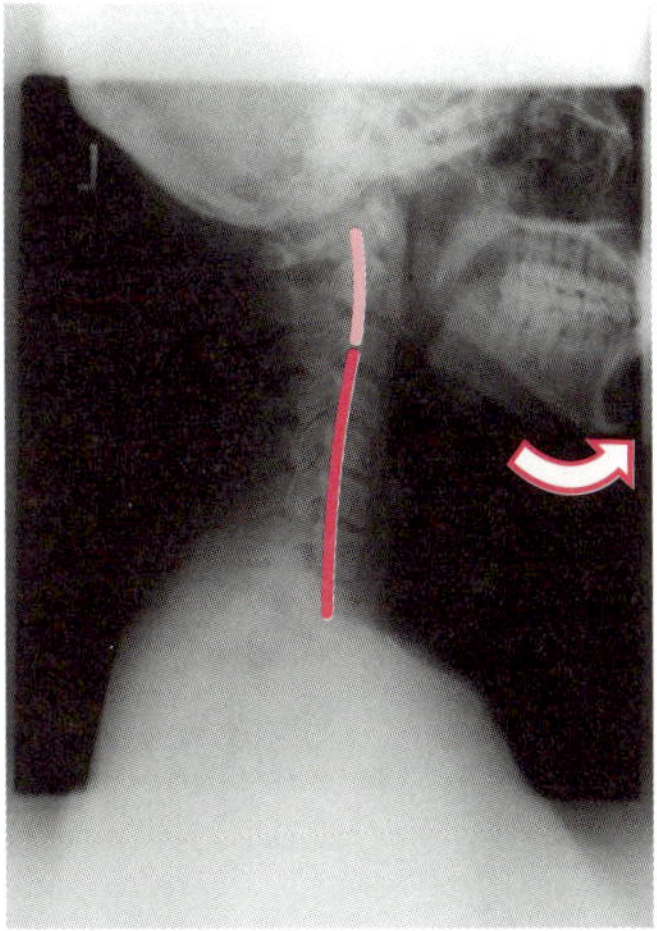

ストレートネックのX線

皆さん、パソコンを操作したり、携帯電話をいじったり、本や新聞を読んだりするときに、猫背、巻き込み肩、あご上がり、そしてストレートネックになっていませんか？　自分の姿を写真に撮って確認してみるのもいいですね。

そこで、このストレートネックを治していく体操を紹介します。猫背治しと巻き込み肩治しの体操と合わせて行ってもらうと、さらに効果が上がります。

ストレートネック治し体操

まずは**正しく椅子に座ることが大切**です。壁を背に立って行うこともできます。椅子に座るときには、頭の中心の髪の毛が天井に軽く引っ張られるイメージで、背筋を伸ばしてから、軽く力を抜きます。猫背を正し、頭が体の真上に乗っているように座りましょう。

両手でタオルを持って、首の後ろにあてます。次に、首全体を後ろに倒すのに合わせて、タオルを前に引きます。これによって、首の骨の中央に前弯カーブを作ります。そこから、タオルは軽く前に引いたままで、胸を張ると同時に、あごをのど仏に向かって近づけるようにあごを引いていきます。首の骨が逆に後ろに曲がって、タオルが後ろに引かれそうになったら、その位置で5秒間止めます。

これを10回以上繰り返してください。あごを引くのが難しかったり、痛みが出るようなときは、タオルに加えた力を弱めてください。

タオルを前に引っ張る力が強すぎてあごが引けない、逆に首の骨が後ろに曲がってタオルが後ろに引かれ、首の真ん中が前に曲がってしまうというのはNGです。

時間はかかりますが、首のカーブが正しい位置に戻ってきます。

先ほど、体操の中で、正しく座って行いましょうと書きましたが、次節ではもっと詳しく、正しい座り方について説明し、さらに、肩こり、首こりを解消するエクササイズを紹介いたします。

ストレートネック治し体操

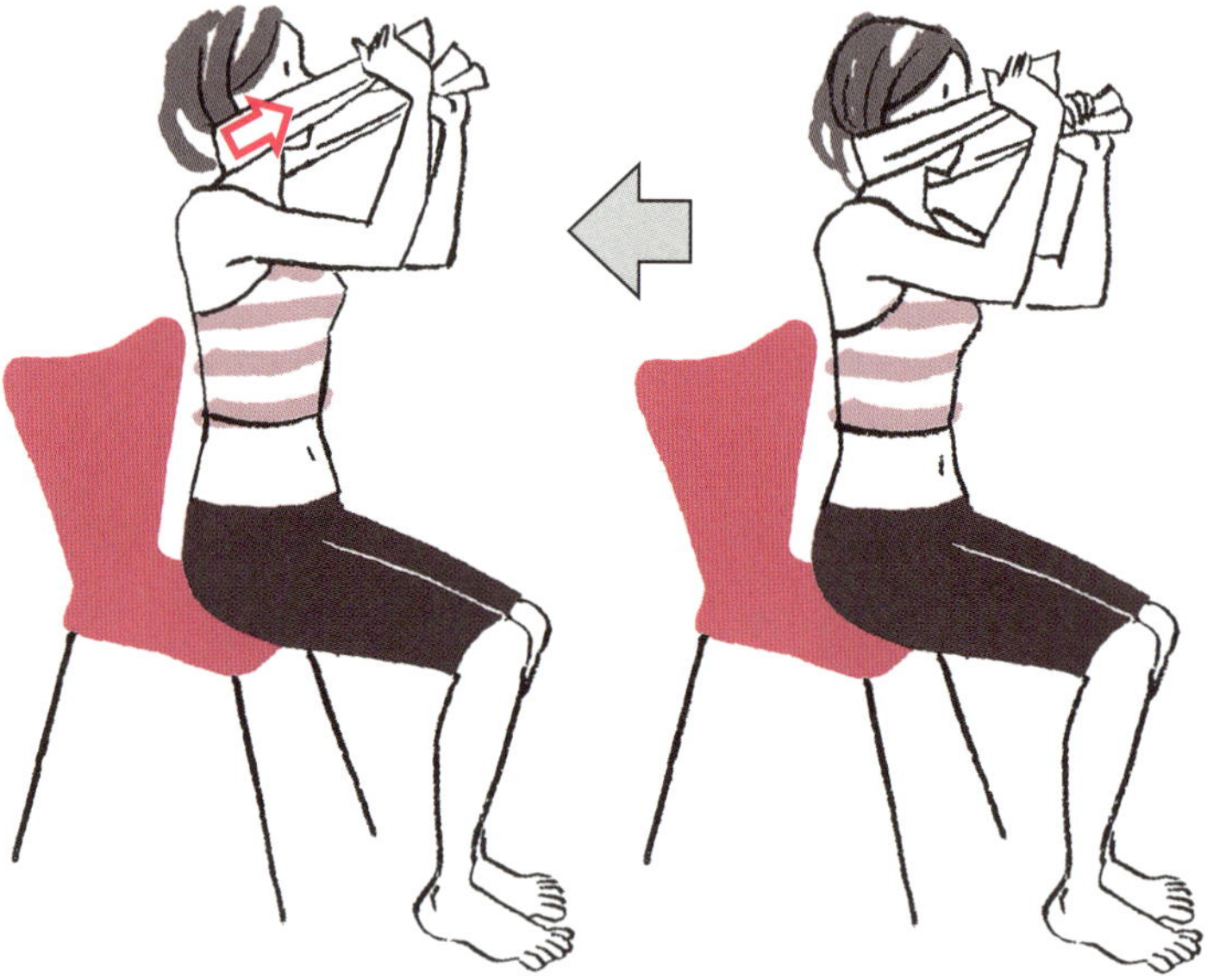

①頭の中心の髪の毛が天井に軽く引っ張られるイメージで、背筋を伸ばして座ります。両手でタオルを持って、首の後ろにあてます。

②首全体を後ろに倒すのに合わせて、タオルを前に引きます。これによって、首の骨の中央に前弯カーブを作ります。

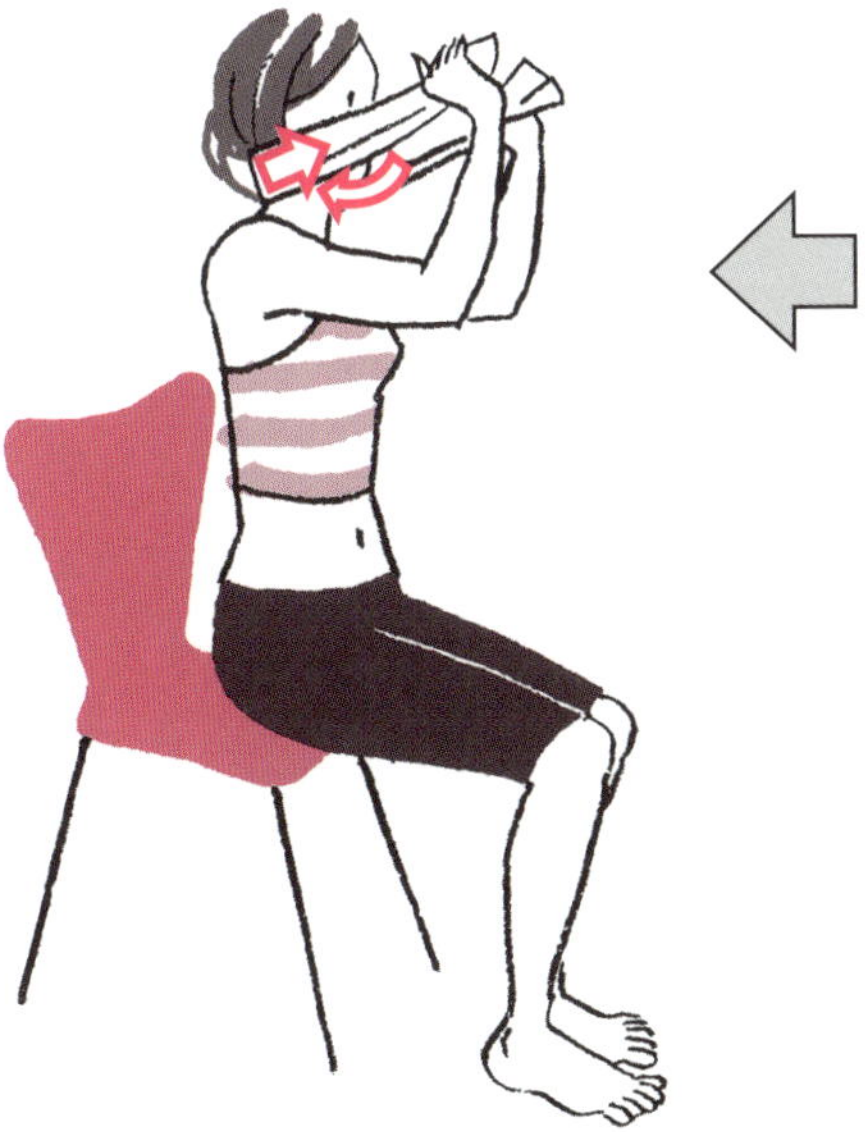

③タオルは軽く前に引いたままで、胸を張ると同時に、あごをのど仏に向かって近づけるようにあごを引いていきます。首の骨が逆に後ろに曲がって、タオルが後ろに引かれそうになったら、その位置で5秒間止めます。
①～③を10回以上繰り返してください。

正しい座り方

正しく座れているかどうかは、横から写真を撮って観察してみるといいですね。その写真を見て、「猫背で背中が丸まっていないか、頭が体の前に出ていないか、あごが上にもちあがっていないか、ストレートネックになっていないか、腰が反ったり丸まったりしていないか」などを観察しましょう。

座っているとき、こんな悪い姿勢になっていませんか？　例えば、猫背や、背もたれに深くもたれかかりお尻を前にずらした仙骨座り、反り腰（図12）。これらはクセになってしまう悪い座り方ですね。

さらに後ろからも写真を撮り、「いかり肩（すくめ肩）やなで肩でないか、左右の肩の高さが同じかどうか、背骨が横に曲がっていないか」などを観察しましょう。

猫背や仙骨座りでは、腹筋や背筋に力が入りにくくなり、背骨や靱帯の力で楽な姿勢をとることになります。**この姿勢が続くと、肩や首がこり、首が短くなって見えたり、腕も動かしにくくなって二の腕がたるんだり、胸が垂れたり、顔の表情筋が働きにくくなって顔がたるんだり、垂れ尻になったりと、悪いことばかり起こってしまいます。**

あごを前に突き出して鏡をのぞきこんで化粧をする、あごを突き出させるように机の上でほおづえをつく、あごを突き出して携帯のメールを打つ、猫背であごを突き出してパソコンやテレビと長時間向き合う、食事のときお茶碗やお皿を持ち上げないで顔をテーブルに近づける、など思い当たる人は要注意です。

また、立った姿勢と比較すると、座った姿勢は背骨の椎間板にかかる圧力が増加し

図 12　悪い座り方の例

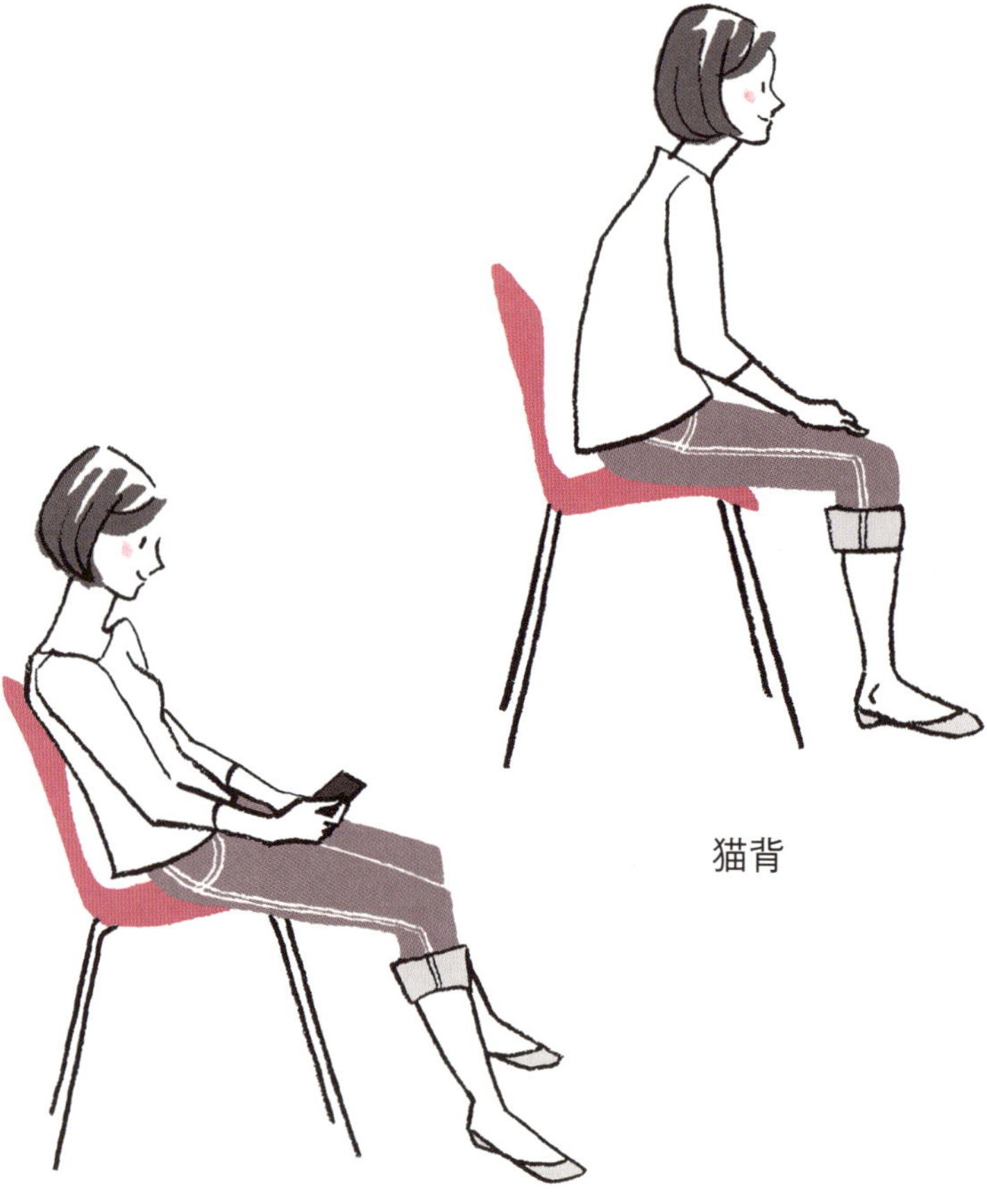

仙骨座り

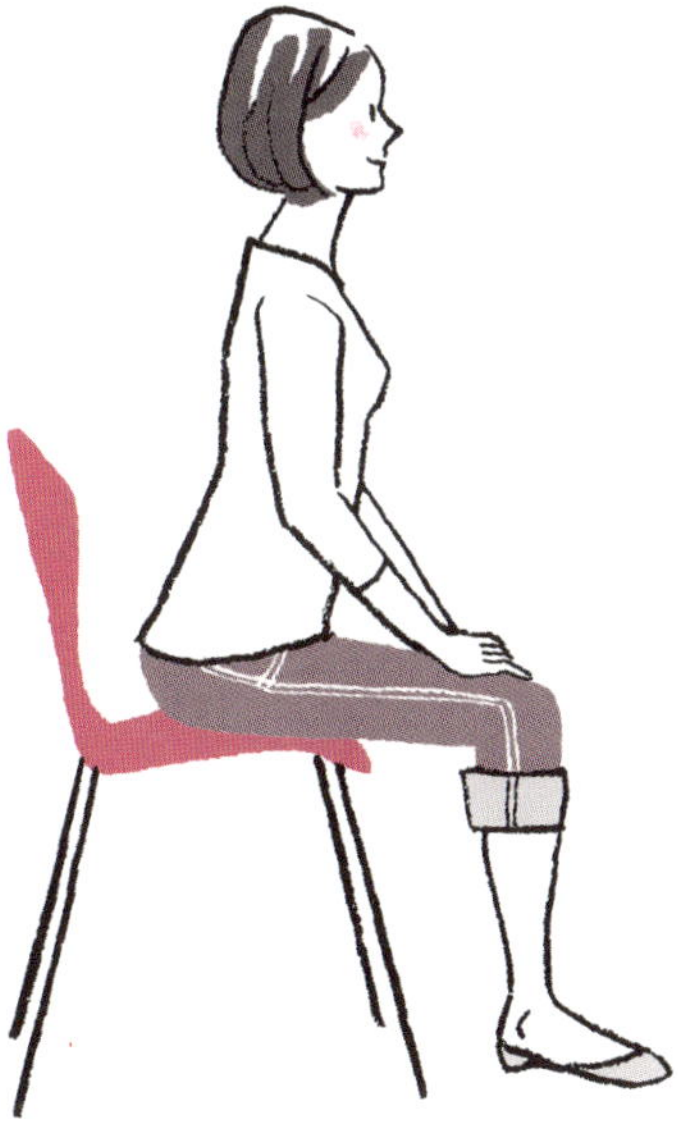

反り腰

ます。自律神経の働きからは、背骨の上の方が丸まっていると喘息《ぜんそく》や狭心症に、脊骨の中央あたりが丸まっていると胃下垂や胃酸過多（胸焼け）や十二指腸潰瘍に、背骨の下の腰部が前に丸まっていると膀胱炎や便秘になりやすいこともありますので注意が必要です。

逆に、反り腰になると、腰痛が起きやすくなり、垂れ尻にもなりやすくなります。これらの姿勢は楽かもしれませんが、良い姿勢とはいえないのです。

椅子に座るときの理想的で良い姿勢は、頭が体の真上に乗り、猫背でなく、あごが前に突き出てなく、股関節と膝関節はほぼ直角に曲がり、足の底が地面にピッタリついている状態です（図13）。

つまり、前後左右斜めの筋・筋膜のバランスがとれた状態です。

図13　正しい座り方

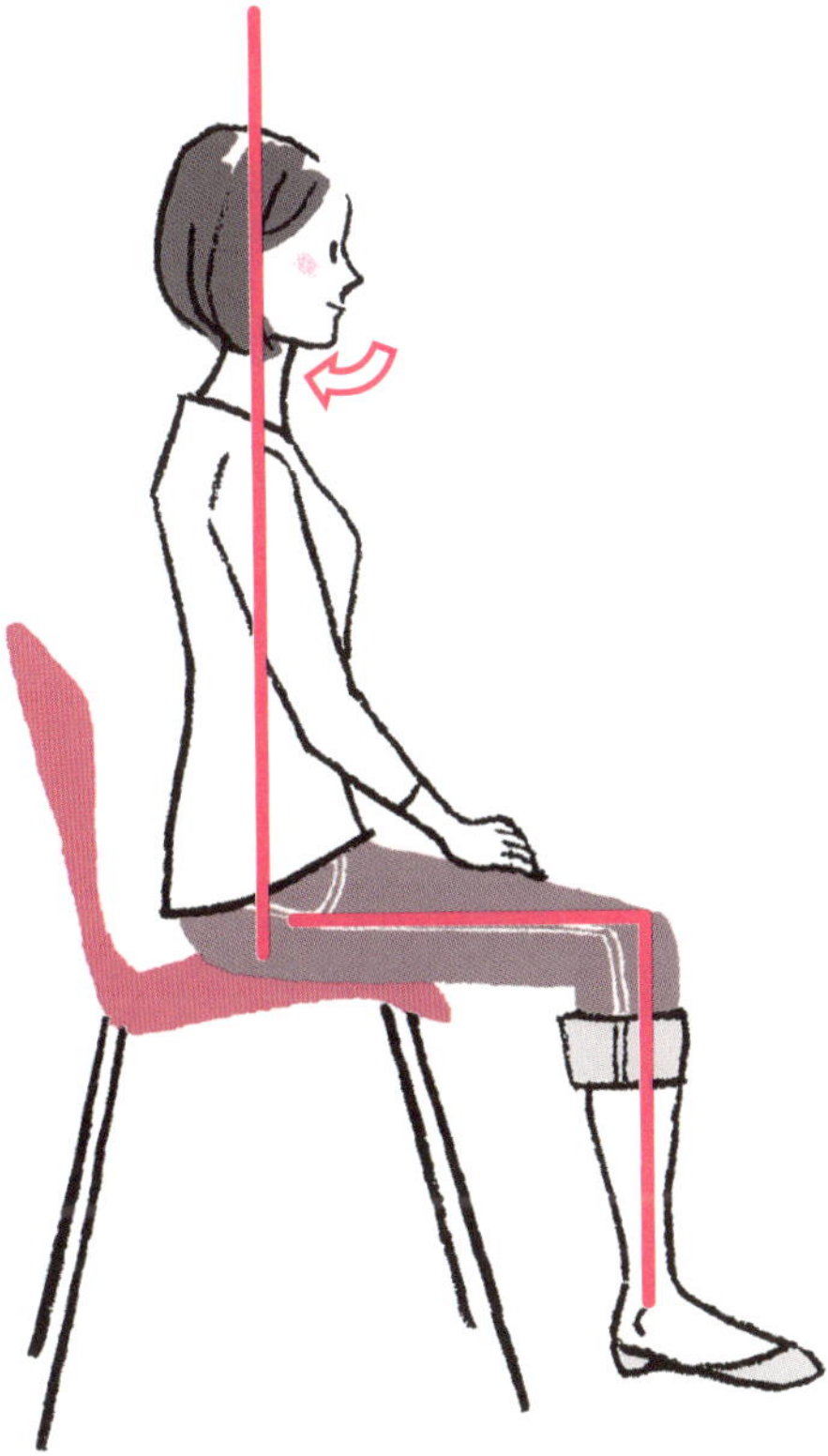

しかし、この姿勢を長く続けるのは疲れます。筋がこってしまいます。

疲れたら休んで楽な座り方に変えて構いません。でも、**少しずつでいいので、良い姿勢を長く続けられるようにしていきましょう。**理想は、**「良い姿勢＝楽な姿勢」**です。

良い座り方のためには自分の体に合った椅子の高さが大切です。

椅子の高さは、身長×0・25－（0～2）cmが理想です。

また、作業する際の机の高さは、身長×0・25－（0～2）＋身長×0・183－（0～2）cmが目安です。

最近は、小学校でも机と椅子の高さを変えられる物が少しずつ普及してきました。中学校でもこの机と椅子を使っている学校があります。成長期において、小学校と中学校でこの種類の机と椅子を使えるなら、とても理想的です。

正しい座り方を身につけるための肩甲骨まわりの体操を紹介しましょう。64ページ〜、76ページ〜で紹介した、巻き込み肩治し、ストレートネック治しの体操ももちろん効果的ですが、ここではそれ以外の体操を3つ紹介します。

長時間にわたって同一不良姿勢をとったり、パソコン作業を長く続けたり、長時間料理を作ったり掃除をしたり、悪い姿勢で読書、書き物、編み物、運転などを長く続けていると、肩甲骨周囲の血流が悪くなり、筋群が硬くなってしまいます。

それによって、こりや痛みが引き起こされます。このような場合、肩甲骨まわりの筋をほぐして血行を良くしていくことも大切になります。

①肩甲骨10時〜6時・2時〜6時エクササイズ

椅子になるべく正しく座り、両肩を10時方向に引き上げて5秒止めたら、両肩の力を抜いて6時方向に戻して力を抜きます。次に、両肩を2時方向に引き上げて5秒止めたら、両肩の力を抜いて6時方向に戻して力を抜きます。この一連の動きを、5〜10回繰り返してください。

②肩甲骨平泳ぎエクササイズ

椅子に座り、平泳ぎのように両肩甲骨を前に突き出すと同時に、左右の肩甲骨の間を離していき5秒止めます。このときあごは軽く引いておいてください。次に、両肘を後ろに引くことで、左右の肩甲骨の間を近づけて5秒止めます。このときも、あごは軽く引いておいてください。この一連の動きを、5〜10回繰り返してください。

③肩甲骨時計回り・反時計回りエクササイズ

一方の腕は、背中の後ろに回すように大きく動かします。同時に、もう一方の腕は大きく上げて頭の上を越えるように動かします。両方の肩甲骨を時計回りに回して5秒止めてください。そして、今度は両方の肩甲骨を反時計回りに回して5秒止めてください。

この一連の動きを、5～10回繰り返してください。

これらの体操は、作業の合間などに疲れを感じ始めたら実行してください。可能ならば、①～③を連続で行っていただくと効果的です。

肩甲骨　10時～6時・2時～6時エクササイズ

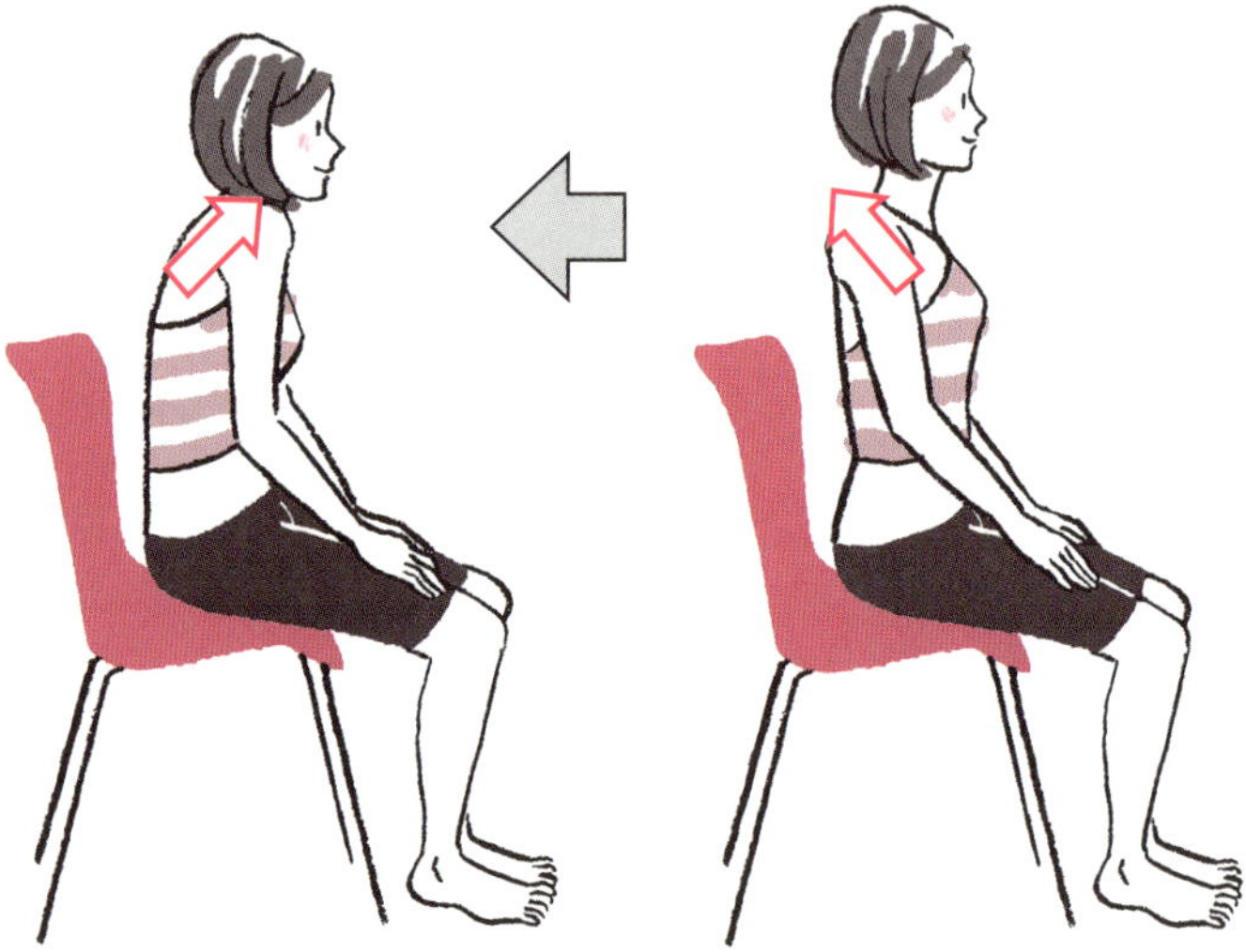

10時方向

2時方向

①両肩を10時方向に引き上げて5秒止めたら、両肩の力を抜いて6時方向に戻して力を抜きます。

②両肩を2時方向に引き上げて5秒止めたら、両肩の力を抜いて6時方向に戻して力を抜きます。

肩甲骨平泳ぎエクササイズ

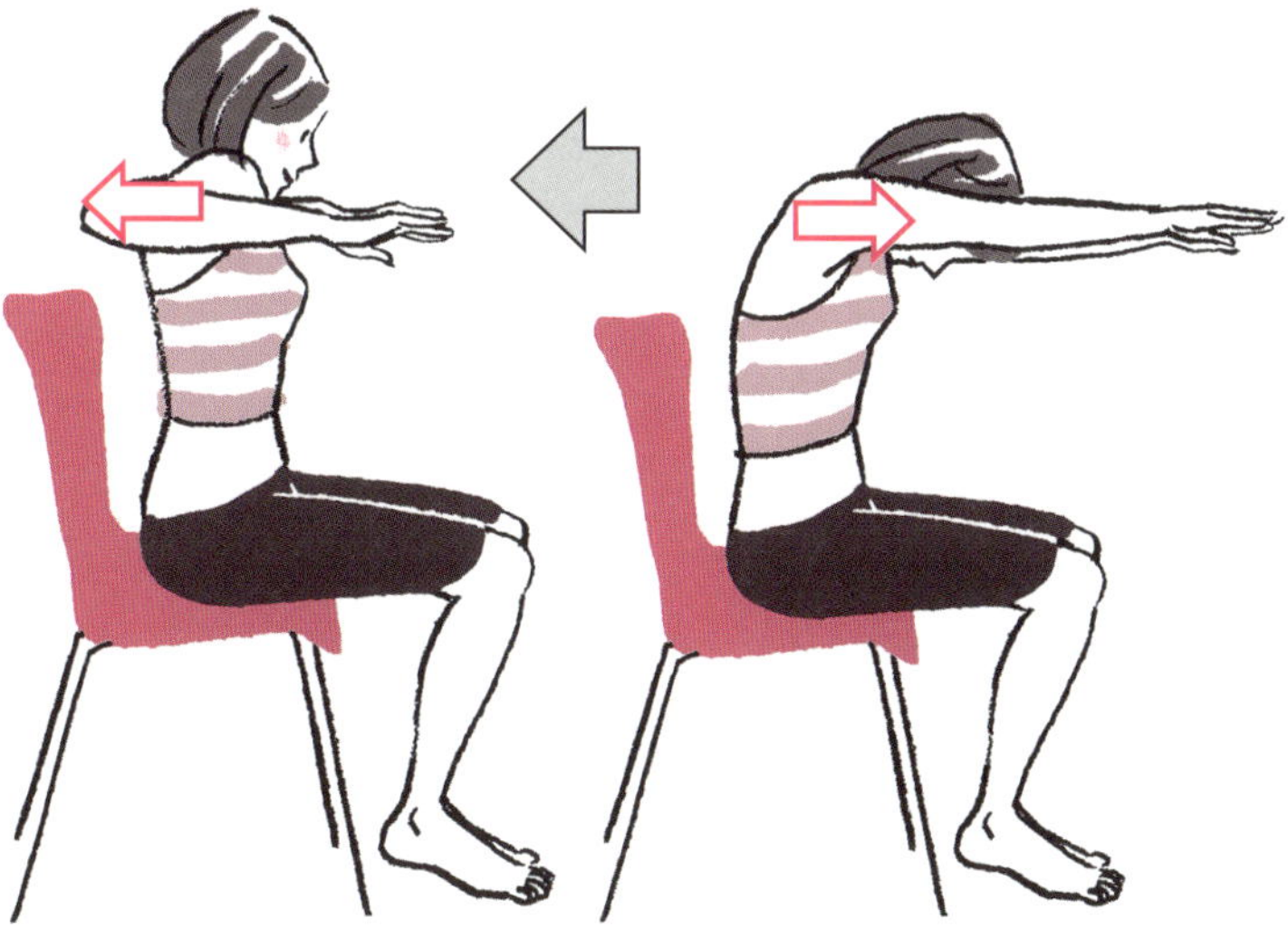

①平泳ぎのように両肩甲骨を前に突き出すと同時に、左右の肩甲骨の間を離していき５秒止めます。

②両肘を後ろに引くことで、左右の肩甲骨の間を近づけて５秒止めます。

肩甲骨時計回り・反時計回りエクササイズ

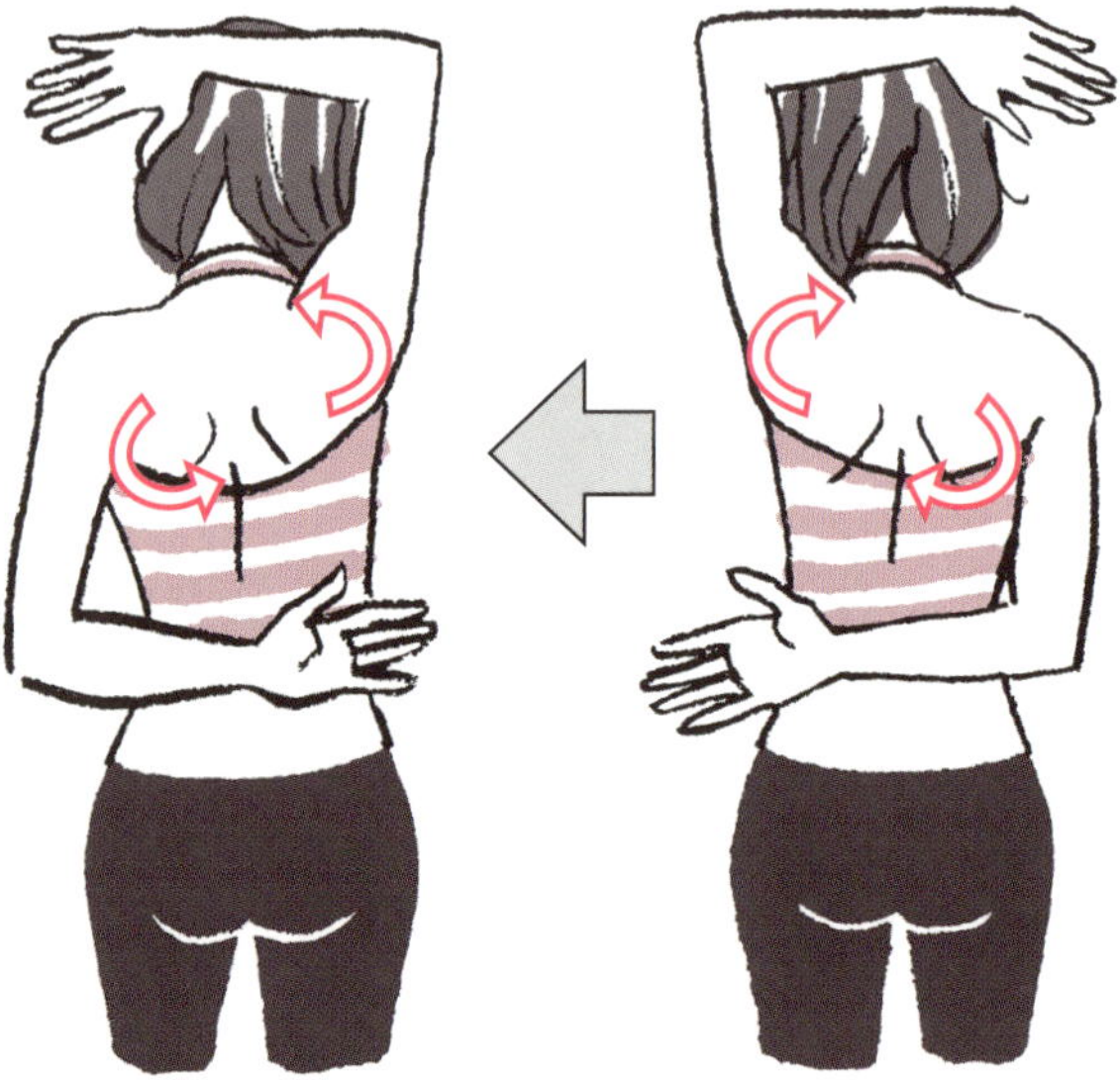

②両方の肩甲骨を反時計回りに回して５秒止めます。

①一方の腕は、背中の後ろに回すように大きく動かします。同時に、もう一方の腕は大きく上げて頭の上を越えるように動かします。両方の肩甲骨を時計回りに回して５秒止めます。

第3章 肩こり、首こりを治す方法

肩こりの原因

「いかり肩」と「なで肩」をご存じでしょうか？

肩こりになりやすい肩の形として、「いかり肩」と「なで肩」の2種類があります。それに加えて、どちらにも該当しないのに肩がこるという人もいます。

肩こりや首こりを生じさせる原因には、過用（特定の筋の使いすぎ）、不良姿勢、寒冷・精神的緊張などによって、**首から肩にかけての筋肉が短くなって頑張っている場合（肩をすくめた、いかり肩）**や、逆に、合わせて約8キログラムの両腕の重さに負けて、**筋肉が伸びて筋力が弱くなった場合（なで肩）**があります（図14）。

また、いかり肩やなで肩ではないにもかかわらず、肩まわりの筋肉を使いすぎることで、肩こりや首こりが起こる人も多くいます。

自分がいかり肩か、なで肩かは鏡に映った鎖骨の傾きを見て判断してみてください（図15）。

図14　いかり肩となで肩

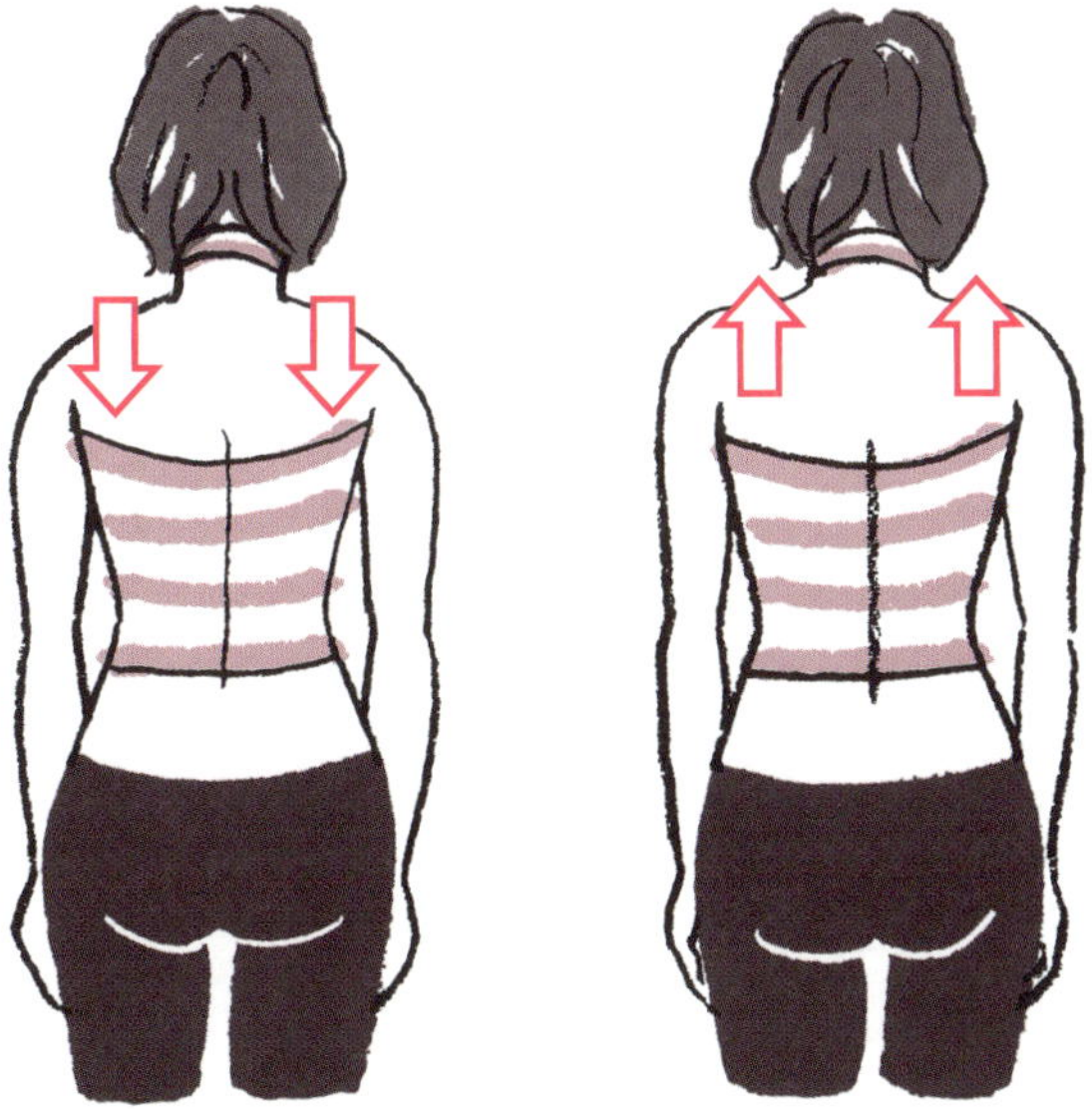

なで肩　　いかり肩

時計盤で、9時と10時の間の半分以下、2時と3時の間の半分以下に鎖骨があればほぼ正常です（つまり、水平から15度の範囲）。この範囲よりも鎖骨が上を向いていればいかり肩、下を向いていればなで肩です。人によっては、非対称に、どちらか一方だけがいかり肩やなで肩になっている人もいます。

不良姿勢は、筋肉への負担を増加させて、筋肉の柔軟性を低下させ、肩こりの原因になります。

猫背であごを前に突き出すような姿勢、さらにはストレートネックの人では肩こりがひどくなります。このような場合では、肩こり以外にも首こり、偏頭痛、耳鳴り、かすみ目、頸椎《けいつい》症、頸椎ヘルニア、胸郭出口症候群、肺活量低下、腰痛、自律神経障害として喘息、狭心症、胃下垂、胃酸過多（胸焼け）、十二指腸潰瘍なども引き起こすことがあります。

こりがひどくなると、日常の生活も不自由になり、ビジネスパーソンなら会社に行

図15　鎖骨の角度

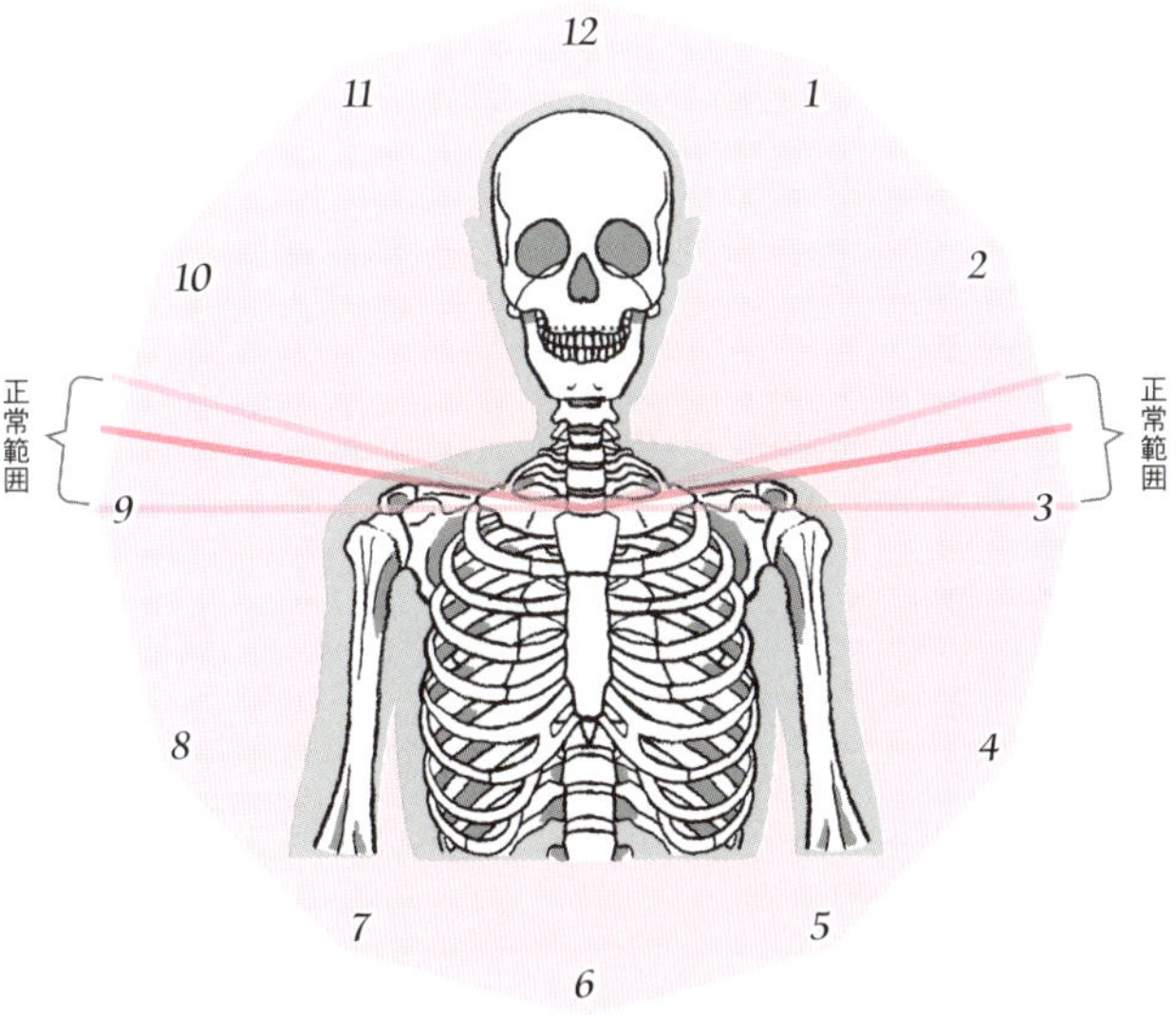

くのも辛くなり、しかし、「肩こりぐらい」と誰に相談してもまともに取り合ってもらえず、鬱状態になることすらあります。

さらに食事もままならなくなり、カルシウムが欠乏して自由に動ける筋肉でさえ動きが重くなり、鬱状態がひどくなります。

肩こりは、いかり肩となで肩で症状も異なります（図16）。

いかり肩では、頭と肩全体をつなぐ筋肉が、ミルフィーユのように浅い筋肉から深い筋肉まで、常にこっています。僧帽筋上部線維と肩甲挙筋は硬く短くなり、僧帽筋下部線維は伸ばされて筋力が低下します。

なで肩の人は、首と肩甲骨をつなぐ深い所の筋肉が特にこっています。肩甲挙筋と小菱形筋《しょうりょうけい》は硬く短くなり、僧帽筋上部線維は伸ばされて筋力が低下します。深いところの筋肉までこっている「ミルフィーユ肩こり」の人ほど、叩《たた》いたり揉《も》んだりしてもなかなか改善しないのです。

図16　いかり肩となで肩の筋肉

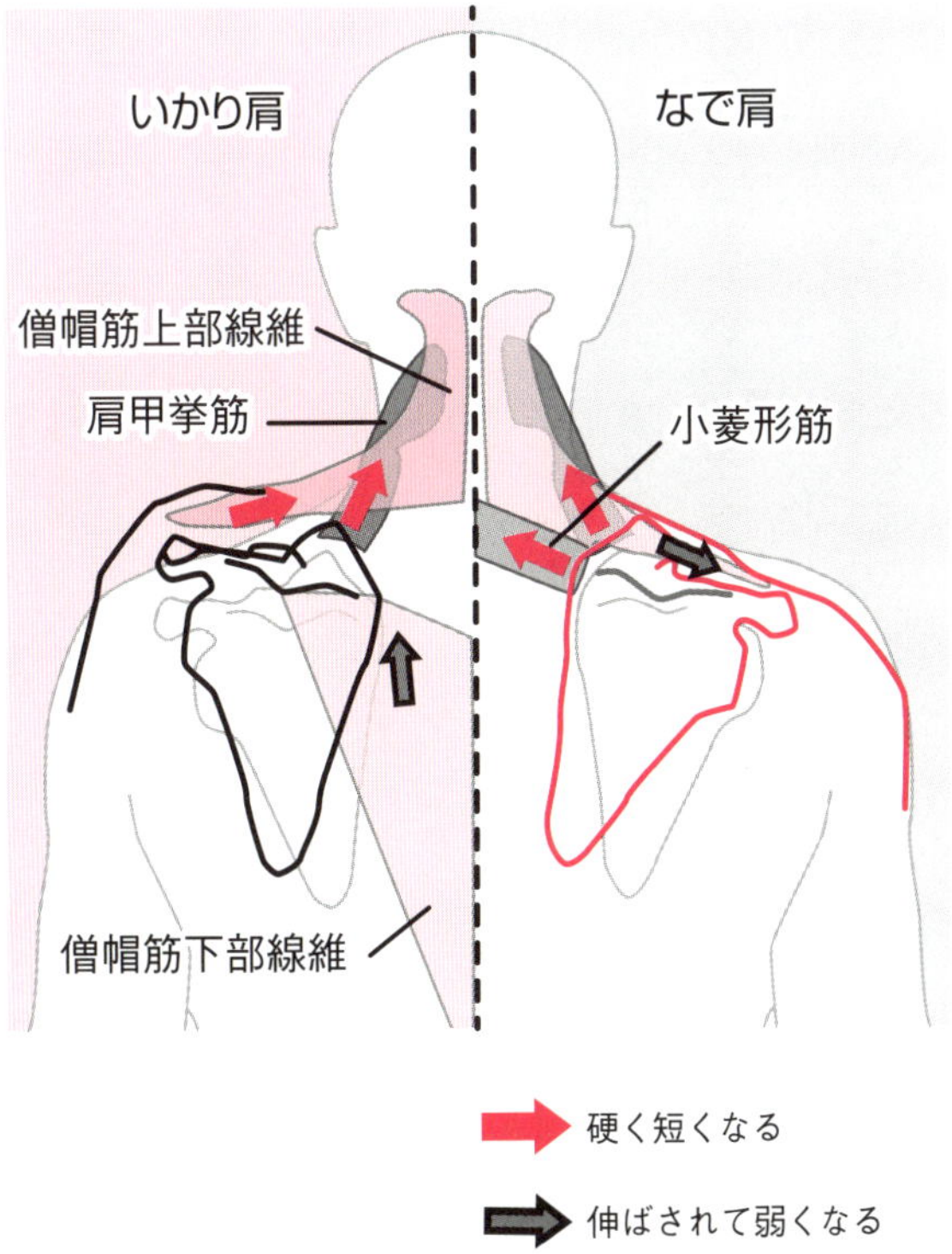

また、どちらの形でもないけれどこる人も多くいます。書き物、編み物、パソコンや携帯など、同じ姿勢で長く肩まわりの筋肉を酷使することで肩こりや首こりが起きてきます。

肩こりに大きく関わる筋肉といえば、僧帽筋上部線維。しかし、**この筋肉をストレッチすれば楽になる、というのは、場合によっては大間違いです。**

いかり肩の場合には、僧帽筋上部線維のストレッチングは非常に効果的ですが、なで肩の場合には、僧帽筋上部線維はストレッチングしては逆効果になります。

なぜなら、なで肩の人は僧帽筋上部線維の筋力が弱いために、僧帽筋上部線維の長さは普通よりも延長しています。しかし、腕の重さを支えるために、弱いながらも常日頃頑張って、腕の重さに負けないように無意識に収縮しているために、肩がこるのです。

この場合、僧帽筋上部線維のストレッチングをすると、さらになで肩を悪化させることにもつながります。僧帽筋上部線維のストレッチングをしてしまうと、さらに筋肉が伸ばされて、筋力が低下して、結果的に肩こりはひどくなってしまうのです。

例えば、なで肩の人がウエイトレスの仕事をしているのであれば、お皿を運ぶたびに僧帽筋上部線維が耐えられなくなり、損傷をきたすことにつながります。そのうえ、お盆にお皿やコップを載せて運んでいると、その重さに筋肉が耐えきれなくなり、微細損傷をきたすこともあります。

肩こりからの脱却には、図17のような適正なフローが大切になります。

簡単なようで難しい、でも理解すれば対処できるのが肩こり・首こりです。

次節から、「いかり肩」、「なで肩」、「どちらにも該当しない肩」について、それぞれ肩こり・首こり解消方法を紹介していきます。

図 17　肩こりからの脱却

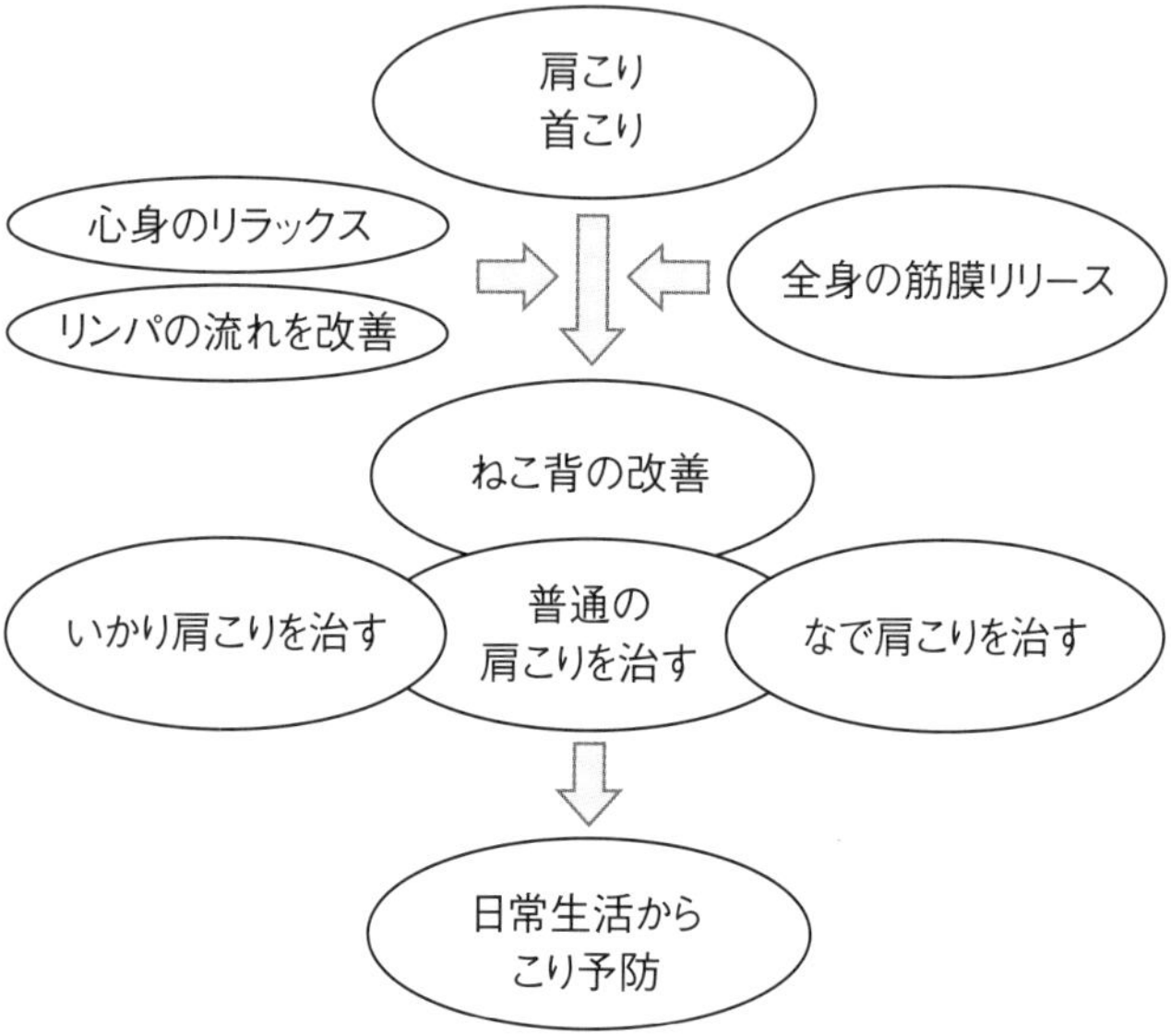

一般的な肩こり・首こり解消

前述のように、いかり肩でもなで肩でもないけれど肩や首がこる人は、多くいます。書き物、編み物、パソコンや携帯の長時間の使用など、長く同じ姿勢をとり、肩まわりの筋肉を酷使することで、肩こりや首こりが起きてきます。

肩こりや首こりがひどくなると、偏頭痛やめまい、耳鳴りまで起きてきて、ひどくなると自律神経失調症も加わり、普通に生活するのさえ辛くなってしまい、仕事にも行けなくなります。

そうならないためにも、普段からこりを解消することが大切なのです。

まずは、肩甲骨を大きく動かすことから始めます。1つの肩甲骨に17個もの筋肉が付いています。これらの筋肉が自由に大きく動けるように筋膜リリースから始めましょう。

①肩甲骨抱きかかえ筋膜リリース

椅子に座り、両手を前面で交差して、それぞれ反対側の肘をつかみます。そのまま両肘を前下方に突き出して背面を伸ばして10秒以上リリース。次に後ろ上方に引いて前面を伸ばして10秒以上リリースします。

次に、手は交差したまま両肘をまっすぐ前方に突き出して背面を伸ばして10秒リリース。次にまっすぐ後ろに引いて前面を伸ばして10秒以上リリースします。

さらに、手は交差したまま両肘を前上方に突き出して背面を伸ばして10秒以上リリース。次に後ろ下方に引いて前面を伸ばして10秒以上リリースします。

これを3回繰り返してください。

前に出すときに腰が丸まりすぎる、後ろに引くときに腰が反りすぎるというのはNGです。

肩甲骨抱きかかえ筋膜リリース

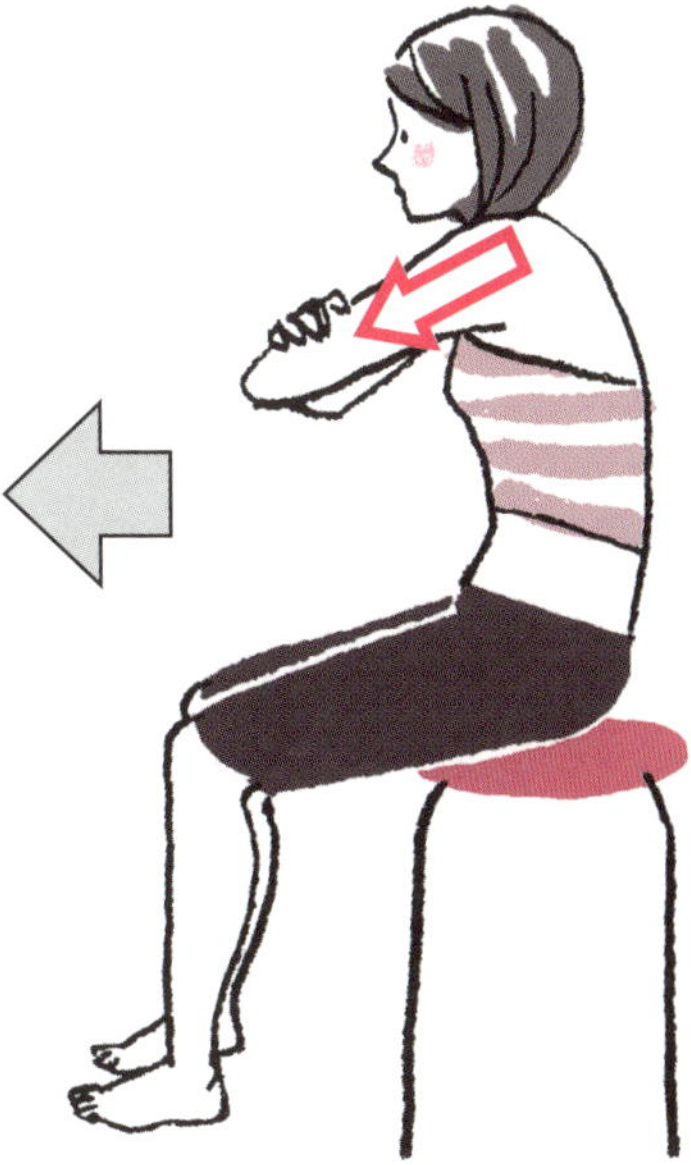

①椅子に座り、両手を前面で交差して、それぞれ反対側の肘をつかみます。そのまま両肘を前下方に突き出して背面を伸ばして10秒以上リリースします。

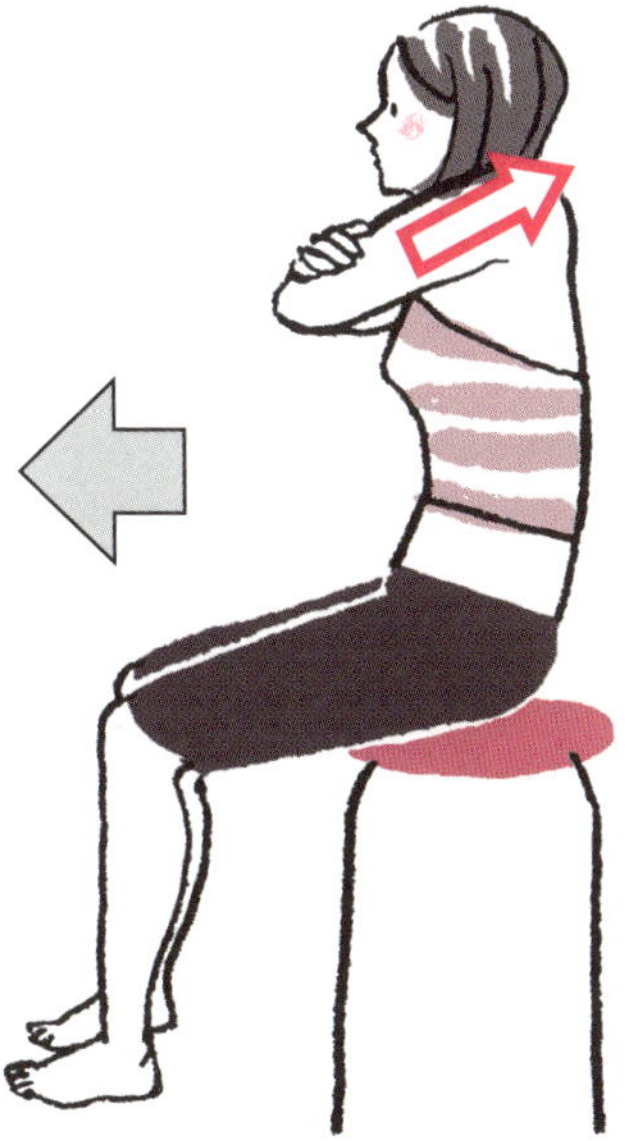

②後ろ上方に引いて前面を伸ばして10秒以上リリースします。

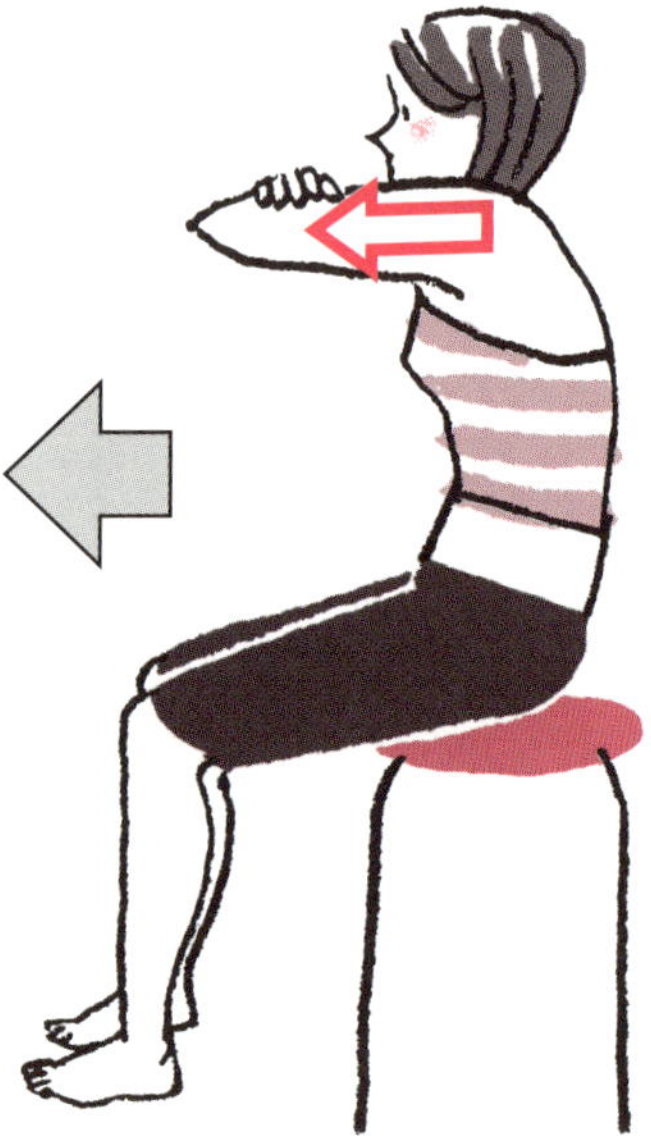

③手は交差したまま両肘をまっすぐ前方に突き出して背面を伸ばして10秒以上リリースします。

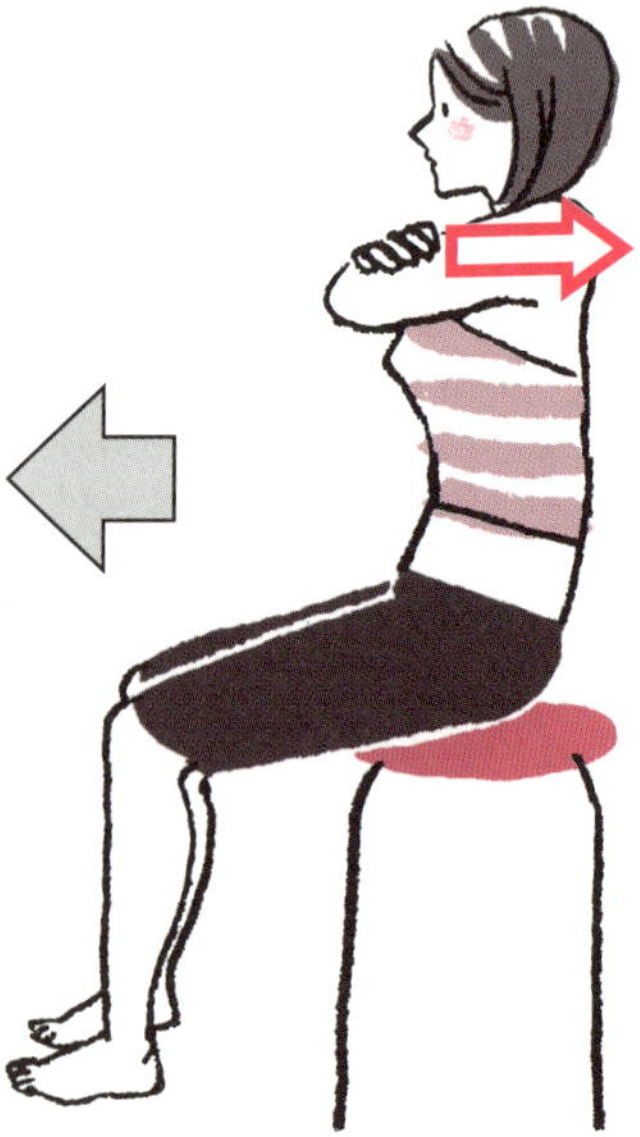

④まっすぐ後ろに引いて前面を伸ばして10秒以上リリースします。

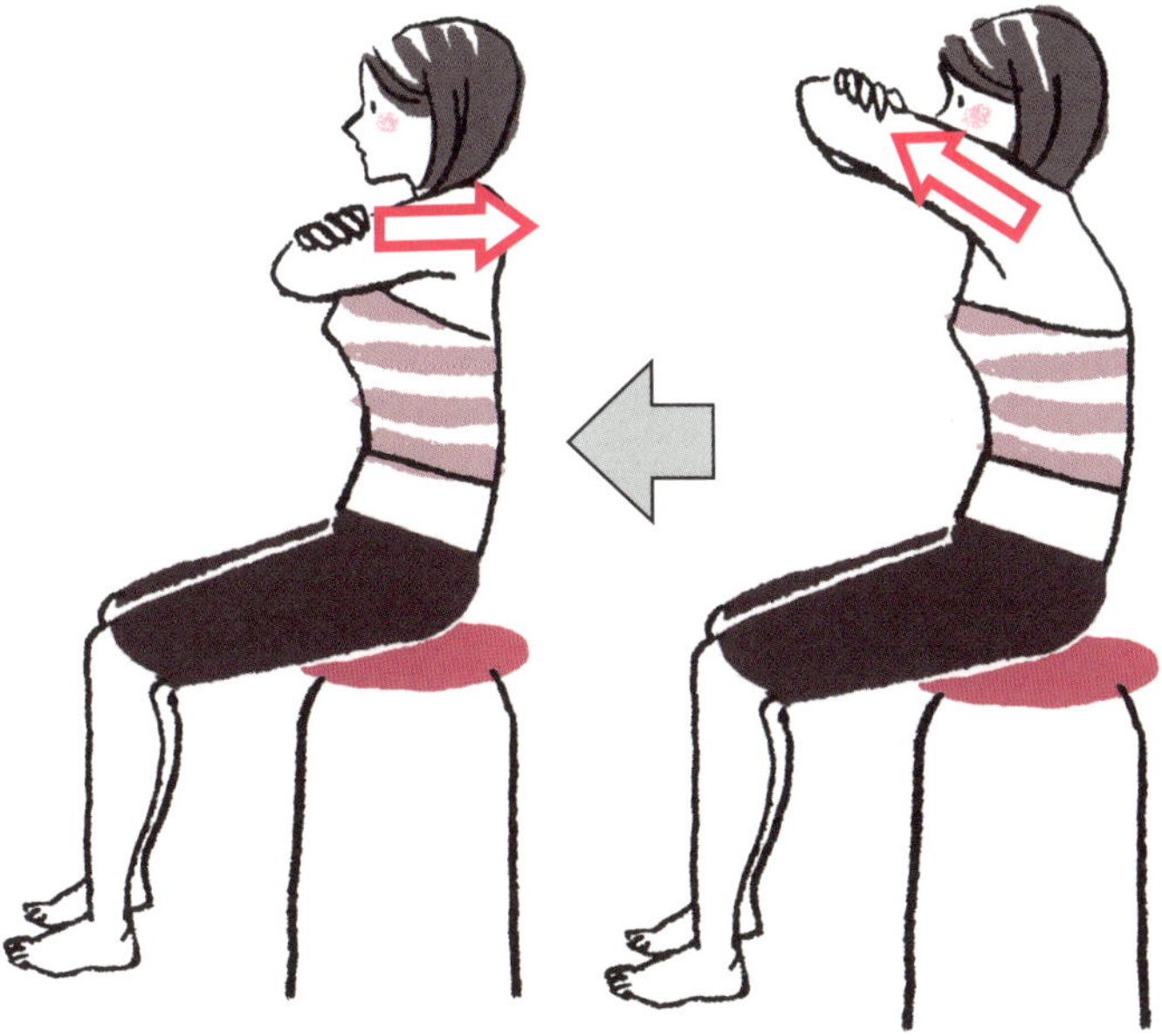

⑥後ろ下方に引いて前面を伸ばして 10 以上秒リリースします。

⑤手は交差したまま両肘を前上方に突き出して背面を伸ばして10 秒以上リリースします。

②タオルで頭引き伸ばし筋膜リリース

タオルを両手で持ち、頭と首の境のくぼみに引っかけます。次に、あごを軽く引き20秒以上リリースします。そのまま、頭全体を斜め上に向かって引き伸ばして20秒以上リリースします。このときに首全体が筒のように伸びるのが理想です。頭に引っ張られてお尻が椅子から浮かないように、しっかりとつけておいてください。これを3回繰り返してください。

あごが引けずに上がってしまう、腰が反ってしまうというのはNGです。

タオルで頭引き伸ばし筋膜リリース

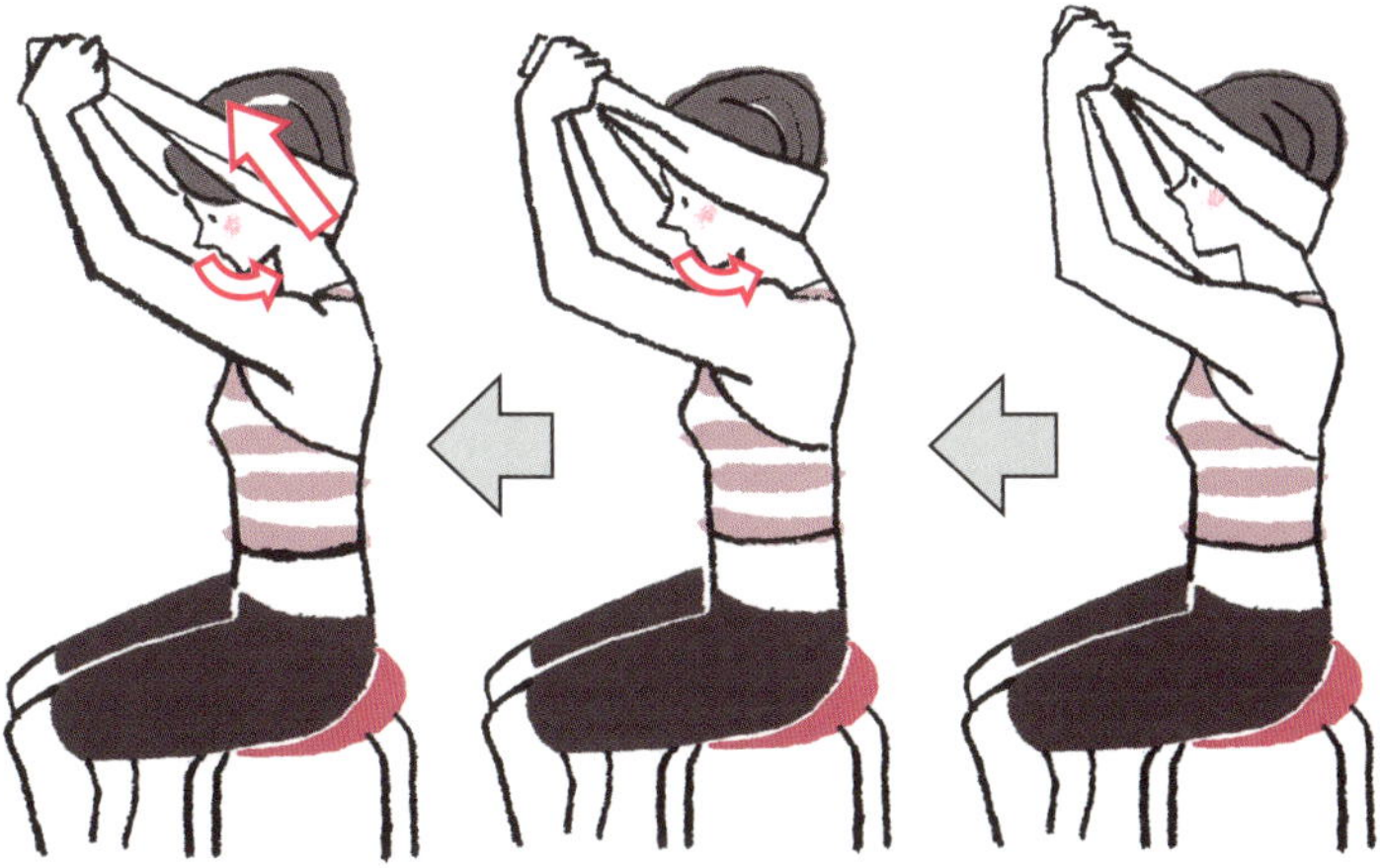

①タオルを両手で持ち、頭と首の境のくぼみに引っかけます。

②あごを軽く引き20秒以上リリースします。

③頭全体を斜め上に向かって引き伸ばして20秒以上リリースします。首全体が筒のように伸びるのが理想です。

③肩甲骨時計回り・反時計回り体操

次に、肩甲骨を大きく動かして、首から肩のこりをほぐしていく体操を紹介します。この体操は、いかり肩の人、なで肩の人、そしてどちらでもないけど首や肩がこる人の3タイプの人全員共通の体操です。立っても座ってもできますので、是非試してください。

この体操で、なで肩の人は腕を上げる動きが、いかり肩の人は腕を下げる動きが難しく感じます。難しく感じる側を意識して動かすようにしましょう。

後ろから肩甲骨を見たときに、両方の肩甲骨を時計回りと、反時計回りに動かす体操です。

まずは左腕を頭上に上げ、右腕を背中の後ろに回して、それぞれの肘を直角に曲げます。これが構えです。

そして、両方の肩甲骨を、後ろから見て時計回りに回すように腕を動かしていきます。肘は曲げたままです。回した位置で、最低5秒間は止めてください。そしてまた構えに戻します。この一連の動きを、最初は10回から開始し、徐々に回数を増やしてください。5秒間保持の間に、息は止めないようにしてください。

この体操では、左の肩甲挙筋のストレッチングと左の僧帽筋上部線維の筋力強化、右の僧帽筋上部線維のストレッチングと右の肩甲挙筋の筋力強化が行えます。

次に、右腕を頭上に上げ、左腕を背中の後ろに回して、それぞれの肘を直角に曲げます。これが構えです。

そして、両方の肩甲骨を、後ろから見て反時計回りに回すように腕を動かしていきます。肘は曲げたままです。回した位置で、最低5秒間は止めてください。そしてまた構えに戻します。この一連の動きを、最初は10回から開始し、徐々に回数を増やしてください。5秒間保持の間に、息は止めないようにしてください。

この体操では、右の肩甲挙筋のストレッチングと右の僧帽筋上部線維の筋力強化、左の僧帽筋上部線維のストレッチングと左の肩甲挙筋の筋力強化が行えます。

肩甲骨時計回り・反時計回り体操

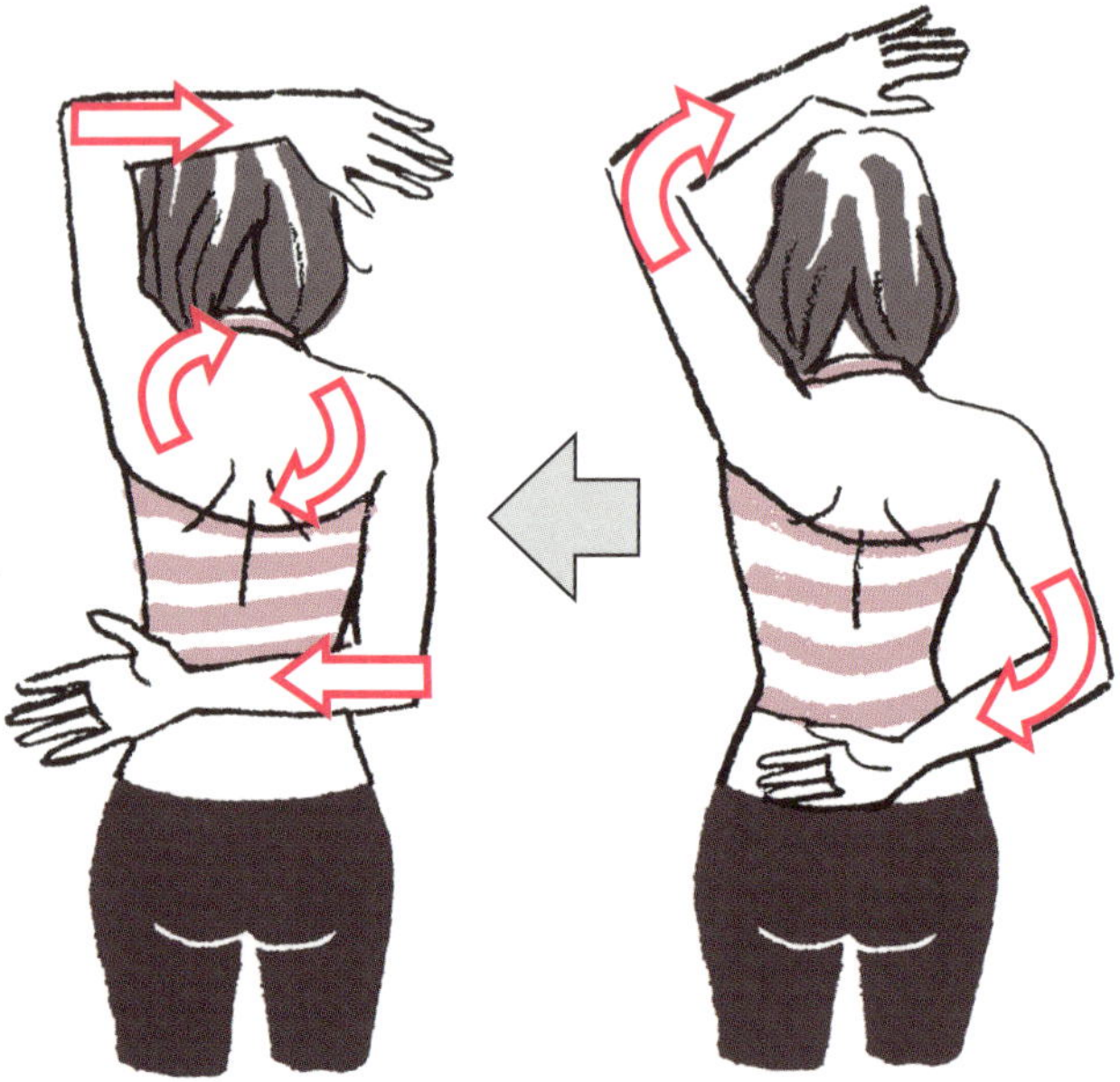

①左腕を頭上に上げ、右腕を背中の後ろに回して、それぞれの肘を直角に曲げます。

②両方の肩甲骨を、後ろから見て時計回りに回すように腕を動かしていきます。肘は曲げたままです。回した位置で、最低5秒間は止めてください。そしてまた構えに戻します。

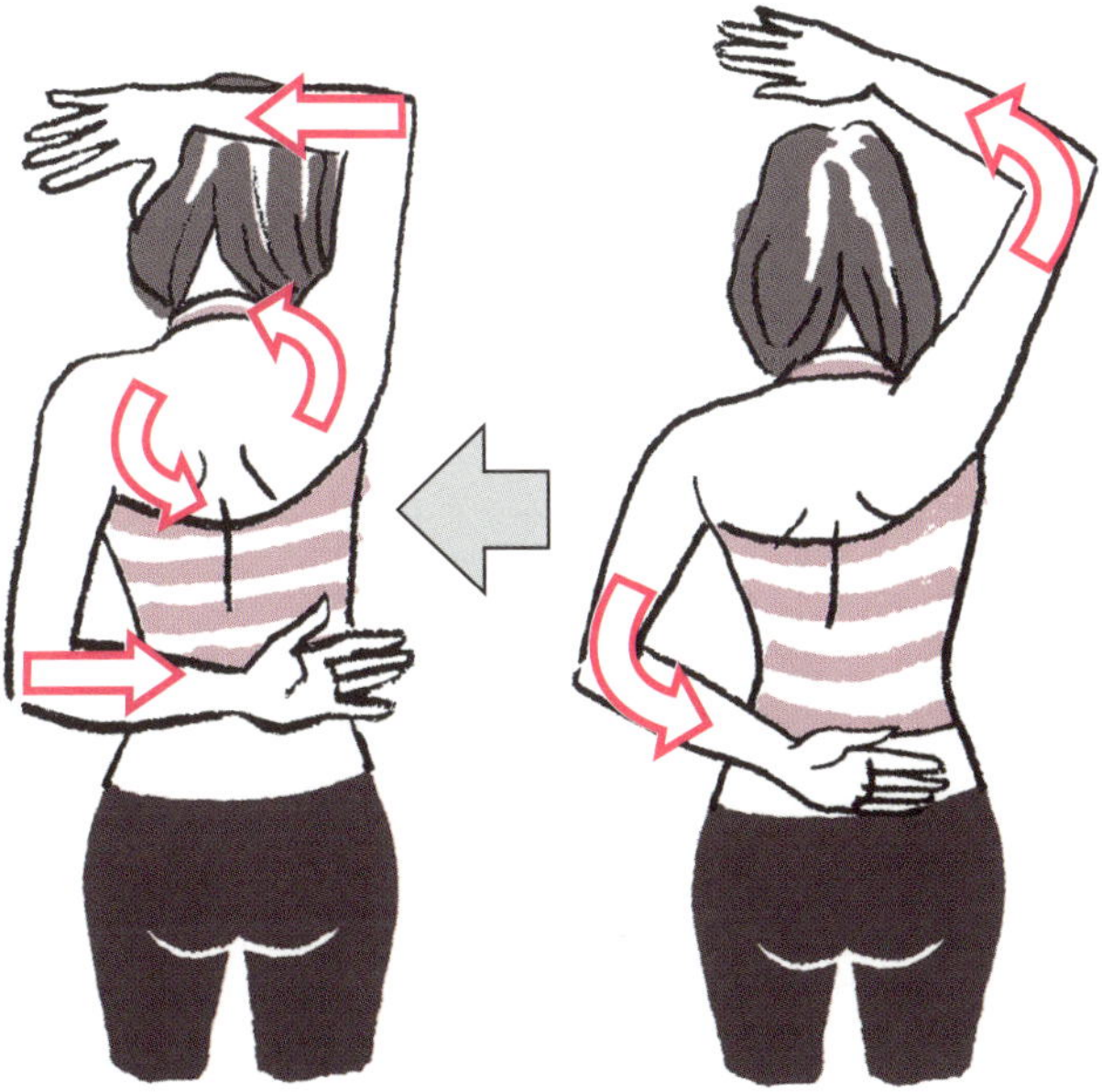

③右腕を頭上に上げ、左腕を背中の後ろに回して、それぞれの肘を直角に曲げます。

④両方の肩甲骨を、後ろから見て反時計回りに回すように腕を動かしていきます。肘は曲げたままです。回した位置で、最低5秒間は止めてください。そしてまた構えに戻します。

もしも、左がなで肩気味で、右がいかり肩気味の場合では、時計回りのほうが難しくなりますので、左腕を上げて右腕を背中の後ろに回す動きの時間と回数を増やすようにしてください。

④肩甲骨回転＋シェー筋膜リリース

まずは右腕を頭上に上げ、左腕を背中の後ろに回して、それぞれの肘を直角に曲げます。これが構えです。そして、両方の肩甲骨を、後ろから見て反時計回りに回すように腕を動かしていきます。肘は曲げたままでです。ここで20秒以上リリースしましょう。

さらに効果を上げたい場合は、右足を左足の前で交差してから、シェー筋膜リリースを加えて20秒以上リリースしましょう。これも楽にできるようになれば、引き続き鼻を左肩に近づけるように回して20秒以上リリースしましょう。このときは、首だけを回すのが理想なので、右肘が前に引っ張られないように注意してください。慣れてきたら、それぞれの時間も長くしてください。

次に反対側も行います。左腕を頭上に上げ、右腕を背中の後ろに回して、両方の肩甲骨を、後ろから見て時計回りに回すように腕を動かしていき、さらに左足を右足の前で交差してシェー筋膜リリース、そして鼻を右肩に近づけましょう。

左右で動かしにくい方向を、時間をかけてほぐすようにしましょう。


肩甲骨には多くの筋肉が付着しています。頭、首、肩甲骨、肩、背骨をつなぐ筋膜をほぐすことで、肩甲骨まわりが効果的にリリースされます。さらにシェー筋膜リリースを加えることで、上に上げた腕の指先からウエストを通って足の先までの筋膜をリリースすることにつながります。体全体がぽかぽかしてきて、広い範囲で筋膜がリリースされます。もしも、足を交差するのが難しい場合は、肩甲骨を回すまででも構いません。慣れてきてから、足を交差してみてください。無理はしないでくださいね。

肩甲骨回転＋シェー筋膜リリース

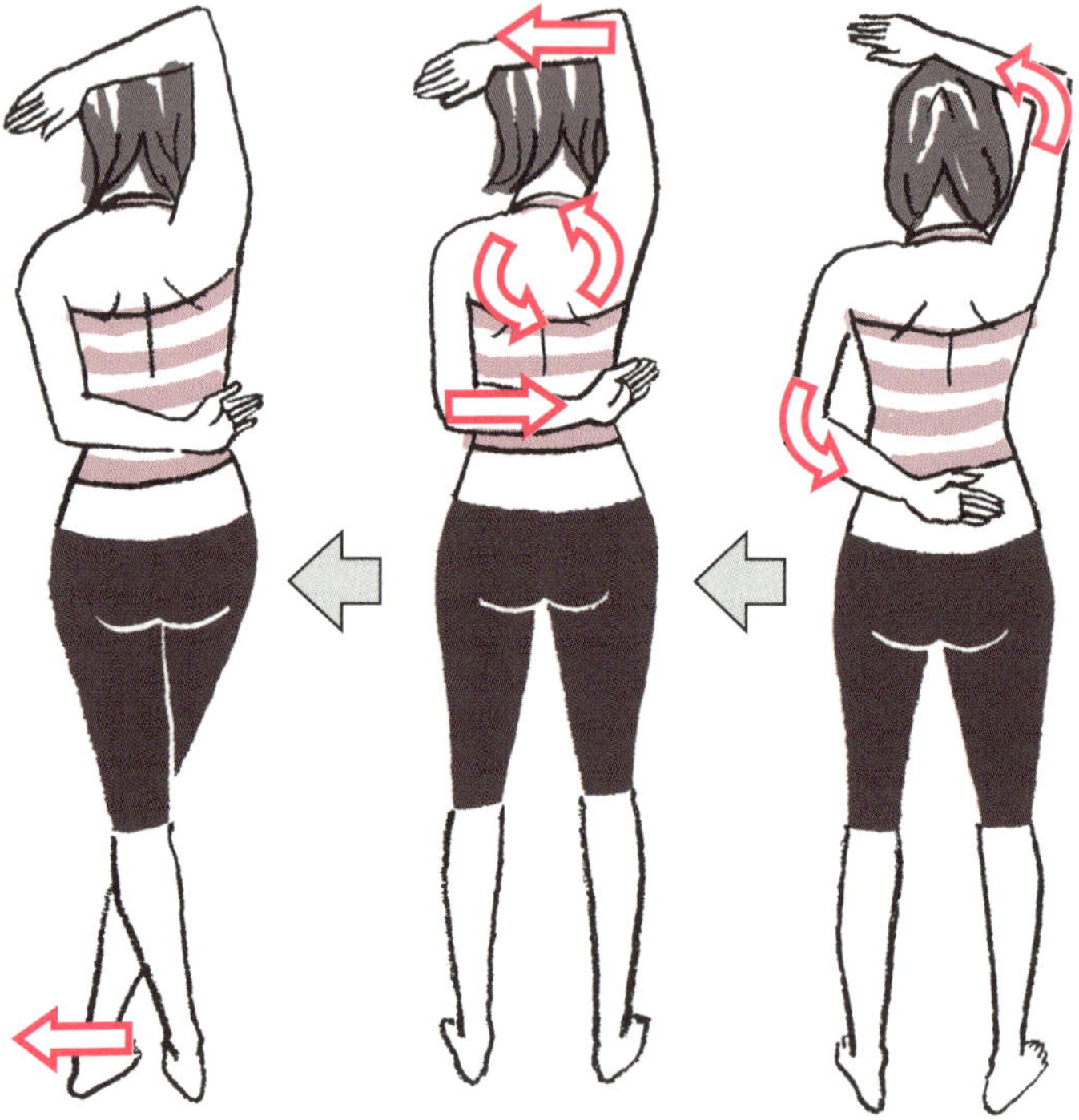

①右腕を頭上に上げ、左腕を背中の後ろに回して、それぞれの肘を直角に曲げます。

②両方の肩甲骨を、後ろから見て反時計回りに回すように腕を動かしていきます。肘は曲げたままです。ここで20秒以上リリースします。

③右足を左足の前で交差します。

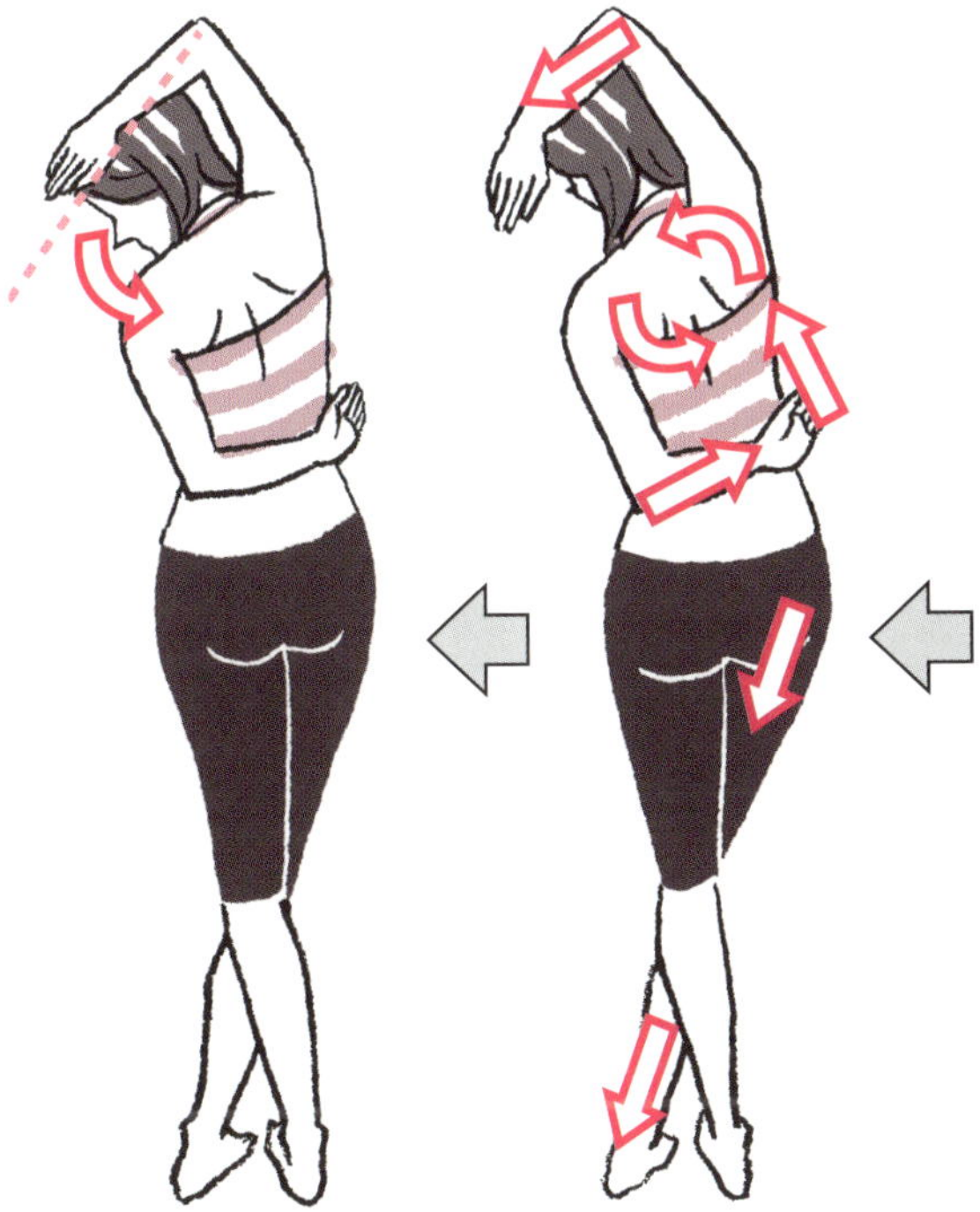

⑤鼻を左肩に近づけるように回して20秒以上リリースします。右肘が前に引っ張られないように注意してください。

④3のポーズからシェー筋膜リリースを加えて20秒以上リリースします。

肩甲骨を回すときに肘だけ曲がってしまう、肩甲骨を回そうとしているときに体が倒れてしまうというのはＮＧです。

いかがでしたか？　紹介した体操をすべてやりなさいということではありません。できる体操から、時間に合わせていくつかをやっていただいても効果は上がります。さらに、**１日の中で何回かに分けて繰り返して行ってみてください。**これが効果を上げる極意です。

いかり肩となで肩の肩こり解消

肩こり解消は、筋のインバランス（不均衡）を治すことが第一の目的。そのためには、①短縮して硬くなっている筋肉の筋膜リリースあるいはストレッチングと、②筋の長さが普通よりも延長して筋力が弱化している筋肉に対するエクササイズの両者が必要となります。

前にも書きましたが、いかり肩では、頭と肩全体をつなぐ筋肉がミルフィーユのように浅い筋肉から深い筋肉まで、常にこっています。僧帽筋上部線維と肩甲挙筋は硬く短くなり、僧帽筋下部線維は伸ばされて筋力が低下します。

なで肩の人は、首と肩甲骨をつなぐ深い所の筋肉が特にこっています。肩甲挙筋と小菱形筋は硬く短くなり、僧帽筋上部線維は伸ばされて筋力が低下します。深いところの筋肉までこっているミルフィーユ肩こりの人ほど、叩いたり揉んだりしてもなかなか改善しないのです。

なで肩なのに、いかり肩の体操をやってしまったらどうなるの？
いかり肩なのに、なで肩の体操をやってしまったらどうなるの？

もし間違えてしまうと、こりがひどくなることも……。間違えないことが大切ですよ。

いかり肩の人がやるべき肩こり解消体操とは？　なで肩の人がやるべき肩こり解消体操とは？　前回の体操に加え、今回紹介する体操を、自分の肩の形に合わせてやってみましょう。

いかり肩の肩こり解消体操
①僧帽筋上部線維のストレッチング

右手は椅子の座面のやや後方をつかんでおきます。首を左に曲げ、右に回すことで右の僧帽筋上部線維をリリースまたはストレッチングできます。

左耳が肩よりも前に出るように回しましょう。左手を頭の上に軽く乗せることで、さらにストレッチング効果が増しますが、強く押さえてはダメです。軽く重さが加わる程度にしてください。

体幹が左に倒れないように、右手はしっかりと椅子をつかんでおいてください。

僧帽筋上部線維のストレッチング

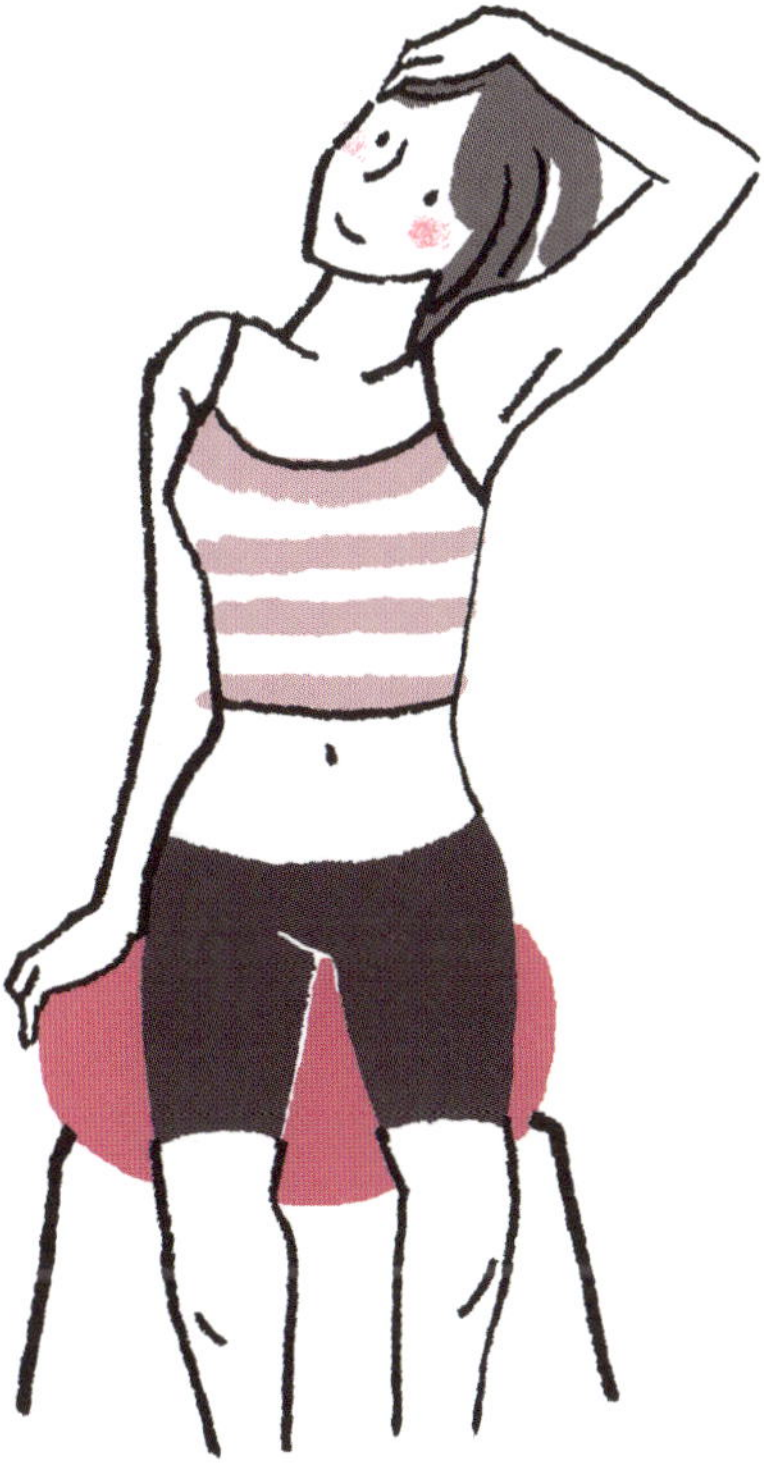

首を左に曲げ、左耳が肩よりも前に出るように右に回します。左手を頭の上に軽く乗せることで、さらにストレッチング効果が増します。右手はしっかりと椅子をつかんでおきます。

30～60秒間ストレッチングを行い、15秒ほど休み、これを3回ほど繰り返します。左右を逆にして反対側も同じように行ってください。

これらの筋群の伸張性がないと、僧帽筋下部線維の筋力強化の効果が半減してしまいます。

なお、このストレッチングは、**なで肩の人は絶対にやってはいけないストレッチング**です。

②肩甲骨引き下げ体操

いかり肩では、僧帽筋上部線維は短くなっていますが、僧帽筋下部線維は延長されて筋力が低下しています。これにより、肩を引き下げることが難しくなっているのです。

そこで、両肩甲骨の下の間を離すように肘を肩の高さまで上げておきます。その位

肩甲骨引き下げ体操

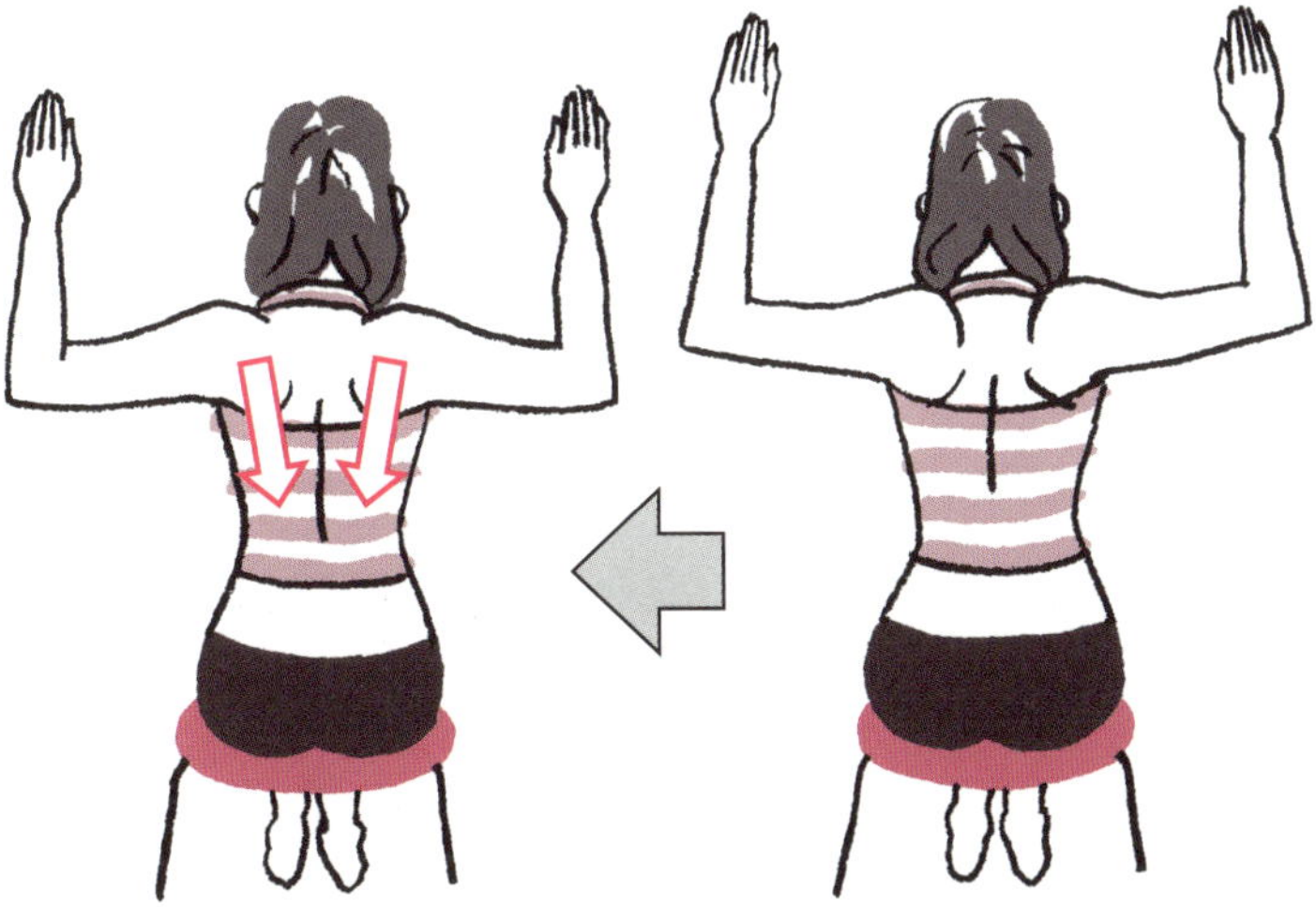

①両肩甲骨の下の間を離すように肘を肩の高さまで上げておきます。

②両方の肩甲骨を肘と一緒に引き下げます。肩甲骨をしっかり下げた位置で最低５秒間は止めます。

置から両方の肩甲骨を肘と一緒に引き下げることで、僧帽筋下部線維の筋力強化エクササイズを実施します。肩甲骨をしっかり下げた位置で最低5秒間は止めてください。最初は10回から開始し、徐々に回数を増やしてください。5秒間保持の間に、息は止めないように注意しましょう。

なで肩の肩こり解消体操

①肩甲挙筋のストレッチング

右手は椅子のやや後方をつかんでおきます。首を左に曲げ、左に回すことで右の肩甲挙筋をリリースまたはストレッチングできます。

鼻を肩に近づけるように回しましょう。左手を頭の上に軽く乗せることで、さらにストレッチング効果が増しますが、強く押さえてはダメです。軽く重さが加わる程度にしてください。

肩甲挙筋のストレッチング

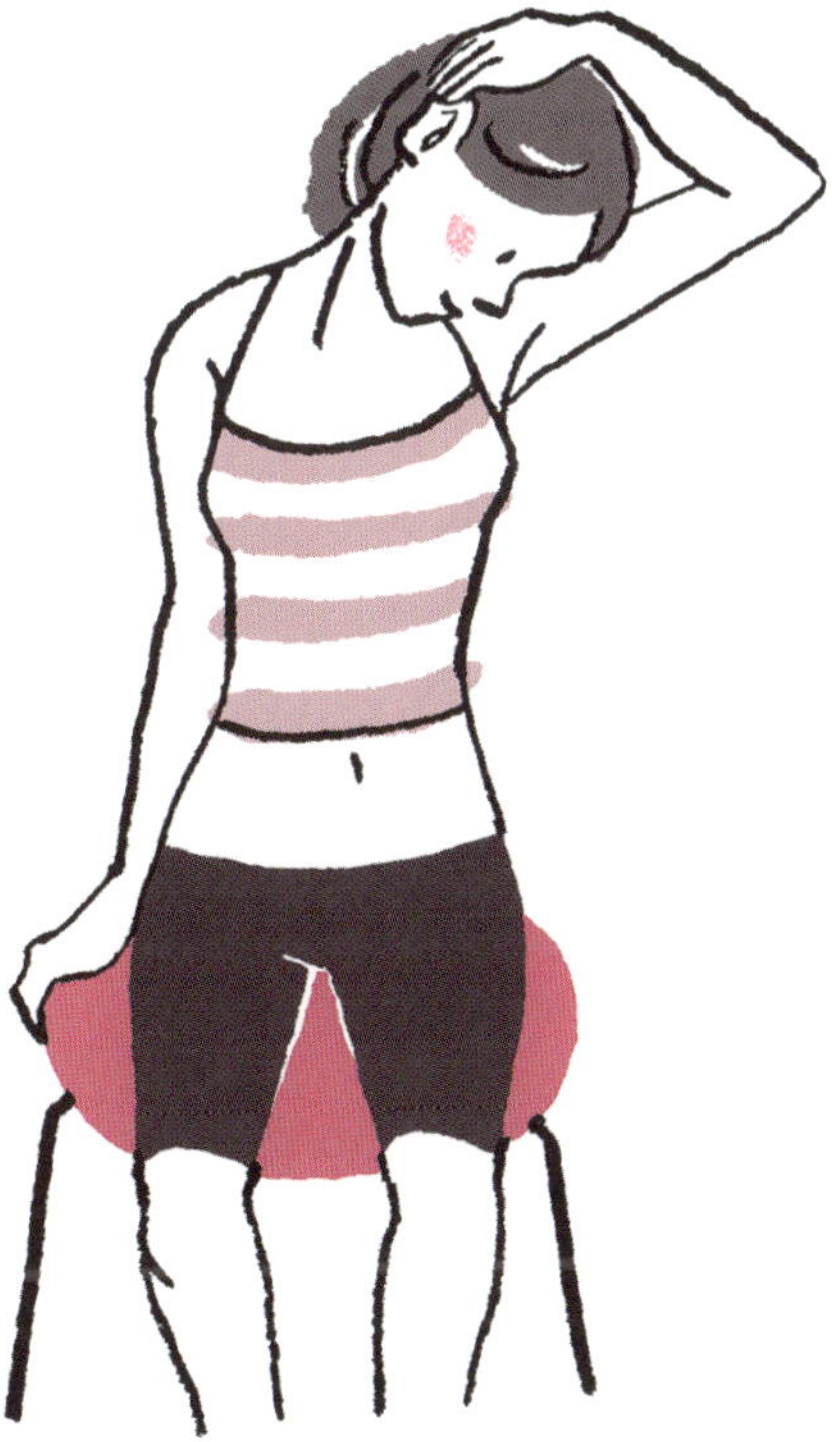

首を左に曲げ、鼻を肩に近づけるように左に回します。左手を頭の上に軽く乗せることで、さらにストレッチング効果が増します。右手はしっかりと椅子をつかんでおきます。

体幹が左に倒れないように、右手はしっかりと椅子をつかんでおいてください。

30〜60秒間ストレッチングを行い、15秒ほど休み、これを3回ほど繰り返します。

左右を逆にして反対側も同じように行ってください。

これらの筋群の伸張性がないと、やはり僧帽筋上部線維の筋力強化の効果が半減してしまいます。

このストレッチングは、いかり肩の人、なで肩の人、そしてどちらでもないけれどこる人の3タイプの人全員共通のストレッチングです。

②肩甲骨持ち上げ体操

なで肩では、僧帽筋上部線維の筋力強化が必要です。

そこで、両肩甲骨の下の間を離すように肘を肩の高さまで上げておきます。

このことで肩甲挙筋が伸ばされた位置になるので、肩甲骨を持ち上げる際に働きに

肩甲骨持ち上げ体操

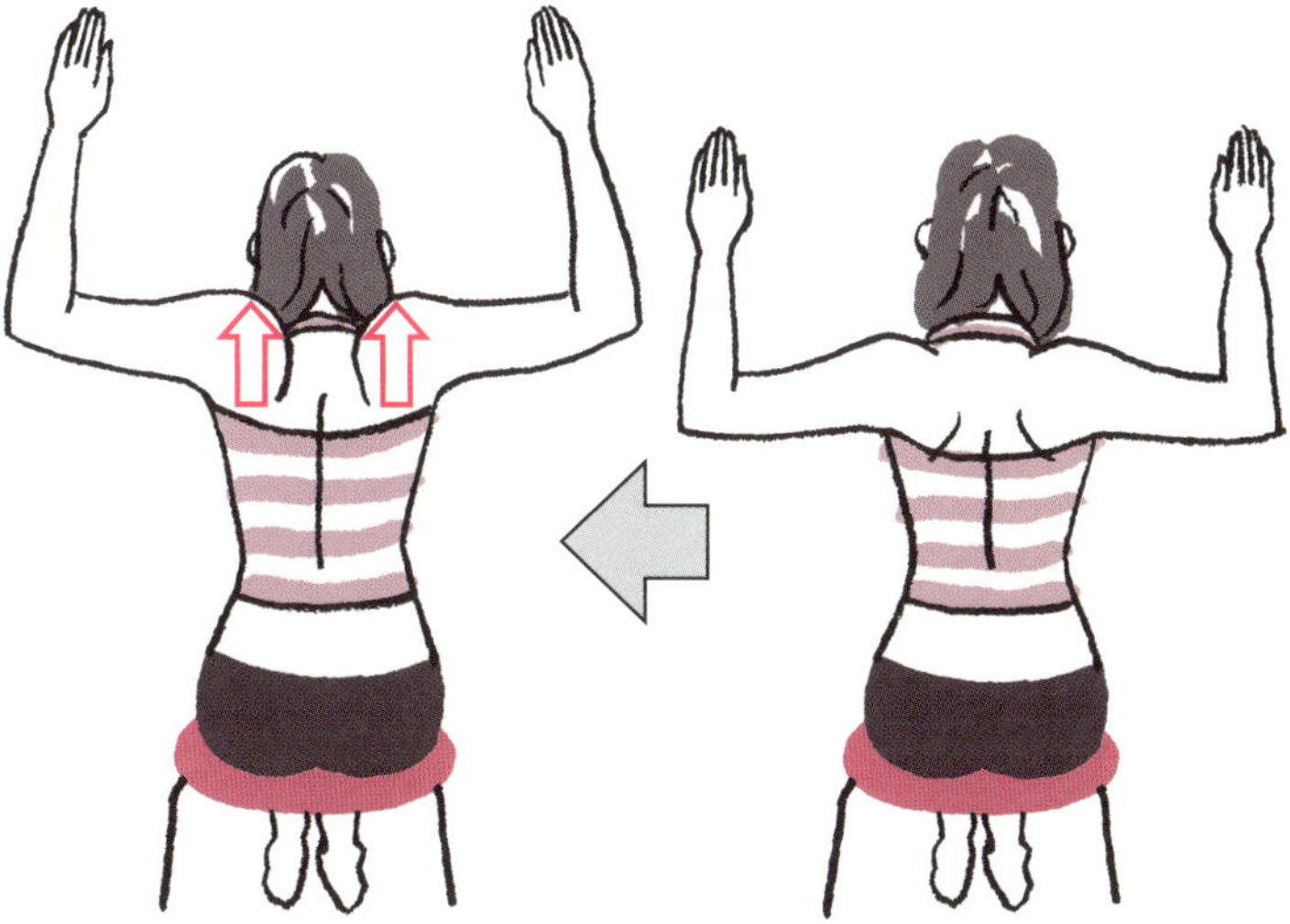

②両肩甲骨を両肘と一緒に持ち上げます。持ち上げた位置で、最低５秒間は止めます。

①両肩甲骨の下の間を離すように肘を肩の高さまで上げておきます。

くくなります。両肩甲骨を両肘と一緒に持ち上げることで、僧帽筋上部線維の筋力強化エクササイズを実施します。

持ち上げた位置で、最低5秒間は止めてください。最初は10回から開始し、徐々に回数を増やしてください。5秒間保持の間に、息は止めないようにしてください。

ここに紹介した体操は、肩の形によって違うものです。自分の肩がどんな形かに合わせて、正しい体操をしていきましょう。

第4章

老化を防ぎ、姿勢を整えるエクササイズ

バストアップのエクサイズ

猫背だと、バストの位置も下がってきてしまいます。猫背を治して、デコルテもすっきりさせて、バストアップも実現させましょう。

バストが下がる原因は、猫背姿勢に加えて、腕から背骨を介して骨盤へとつながっている大きい三角形の筋肉「広背筋」が硬く短くなっていることも影響しています。猫背で巻き込み肩になることで、この筋肉が硬くなるのです（図18）。

最近では、「スマホ巻き込み肩」ともいわれている状態で、猫背＋巻き込み肩の人が多くなっています。実際には、スマホだけではなく、小学生の手持ちゲームや、高齢者の読書なども同じように猫背＋巻き込み肩を誘発します。洗濯物を高い位置に干したり、自分の視線よりも高い位置で作業をするときに腰が反ってしまう人は、たいてい、この筋肉が短くなり硬くなっています。バンザイをするときに両手が内側を向いていて、腰が反る人もそうなのです。

図18　広背筋

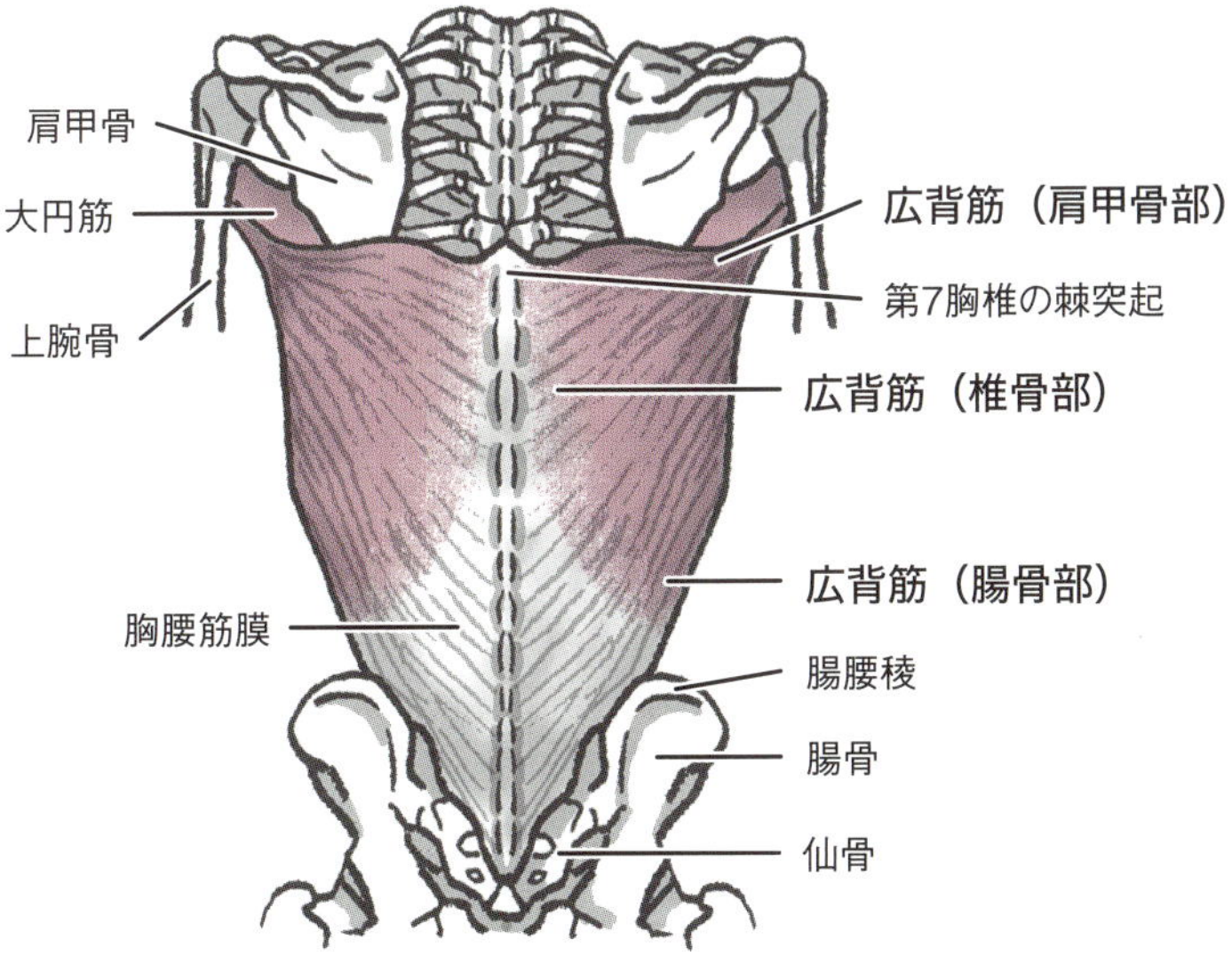

また、女性でバストアップしたいときには、ブラジャーのつけ方にも工夫が必要です。猫背の人は、アンダーバストのフックの位置を下げることで楽な姿勢を助長しようとしてしまいます。フックの位置が下がりぎみになり、その位置を中心として、ますます猫背になっていくのです。

そういう場合は左右ともストラップの長さを1センチほど短くして、アンダーバストのフックの位置を高く戻すことも大切です。アンダーバストのフックの位置が、肩甲骨の下にくるようにするといいですよ。正しい位置でブラジャーをつけることによって、胸部分を前に押し出す力が加わり、自分自身が胸を張って猫背を治すことに意識が及ぶようになります。

このように猫背+巻き込み肩によってバストダウンしてしまった場合は、次の2つのエクササイズがバストアップに効果的です。

①胸しめあげリリース

まず両方の手のひらを上にして腕を前に伸ばします。両手の小指をくっつけます。肘を90度に曲げて、肘から手首、小指までぴったりくっつけてから、そのまま両手を上に上げていき、両肘が離れそうになったところで30秒以上リリースします。お腹には軽く力を入れておいてください。

これを3回繰り返してください。慣れてきたら、時間も延ばしていってください。

このエクササイズで広背筋がリリースされ、大胸筋がいい形に鍛えられます。続けることで、**バストもアップし、背中の脂肪もつきにくくなります。**

上げたときに両肘が離れてしまう、腰が反ってしまうというのはＮＧです。

胸しめあげリリース

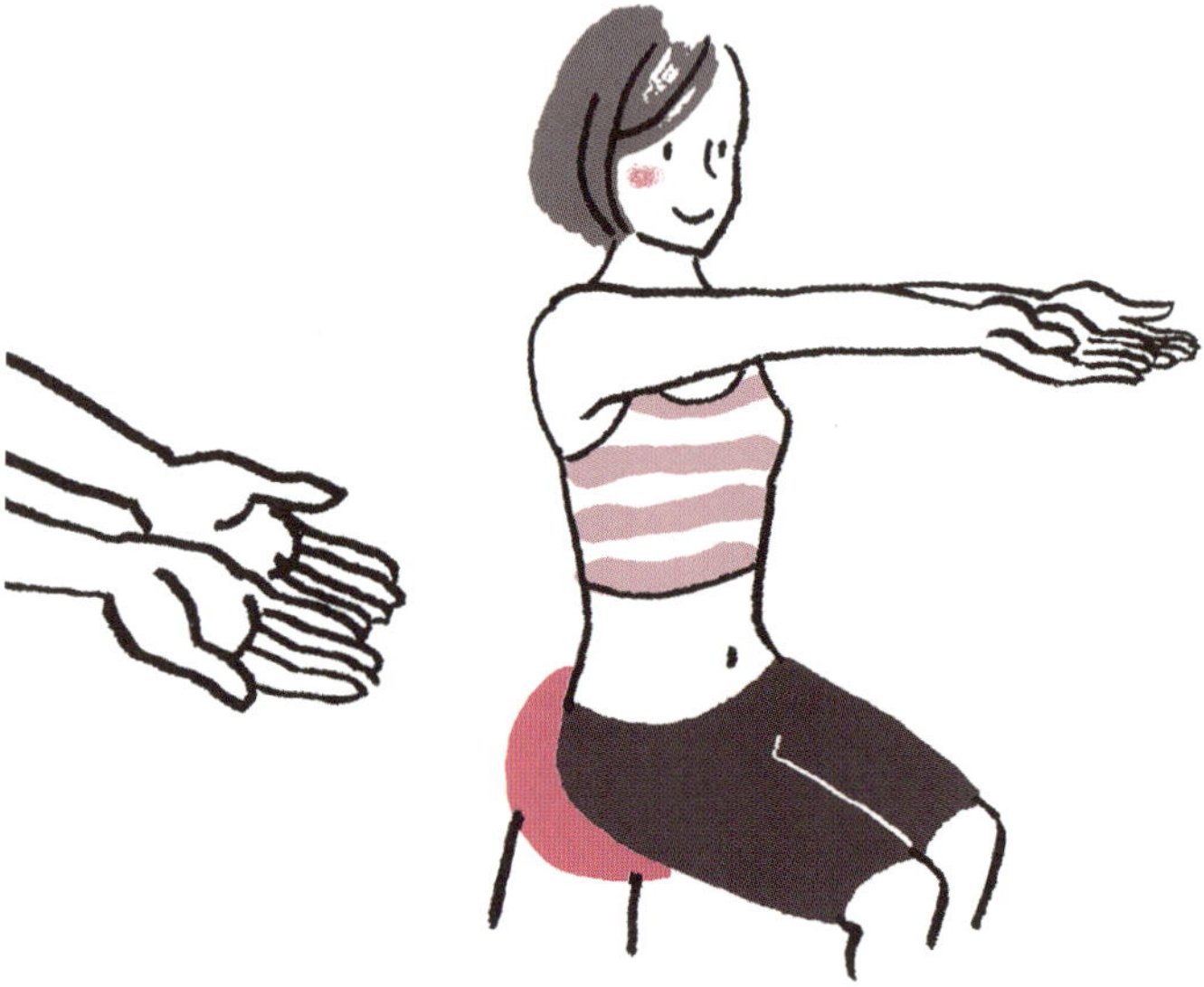

①両方の手のひらを上にして腕を前に伸ばします。両手の小指をくっつけます。

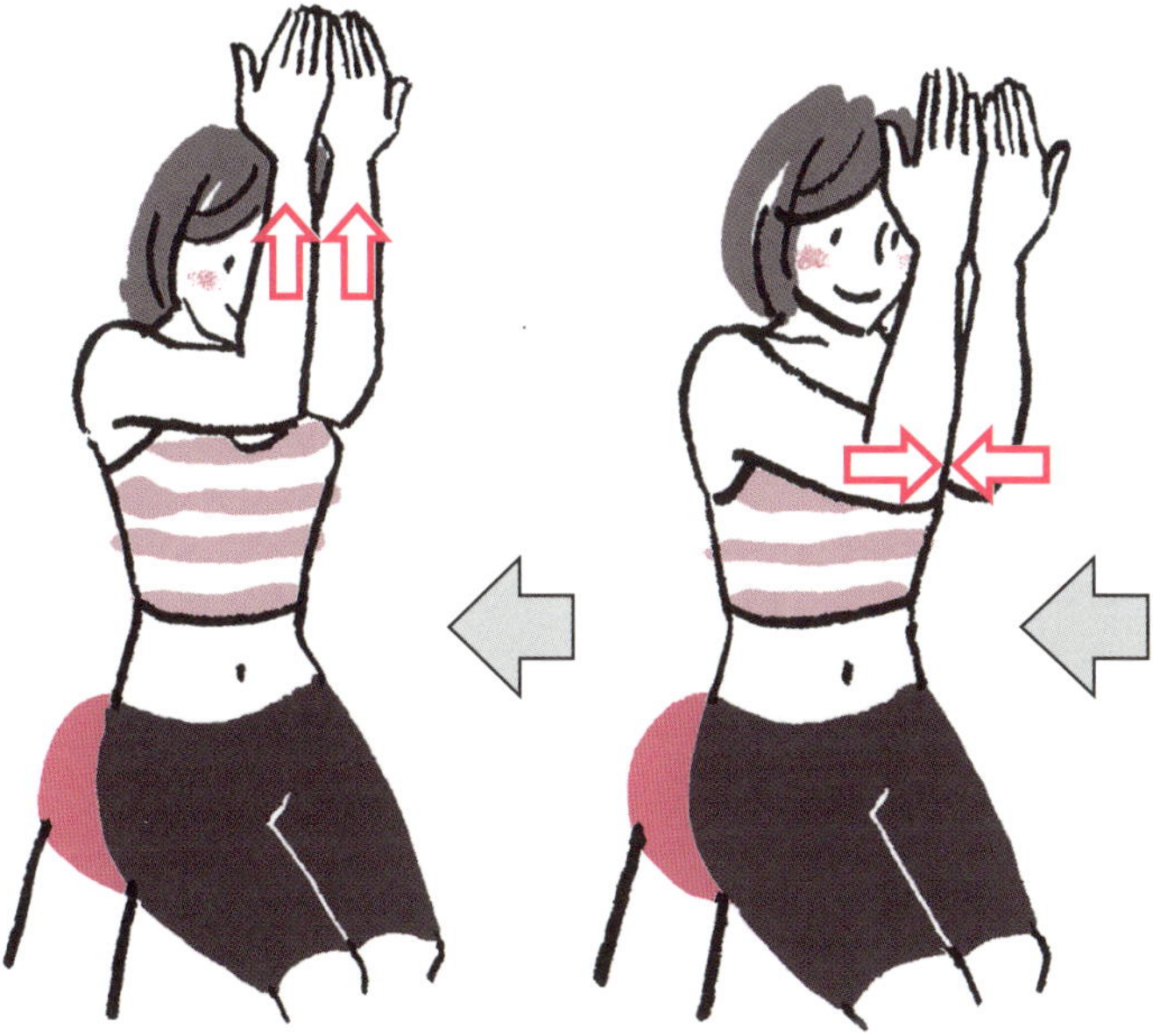

②肘を90度に曲げて、肘から手首、小指までぴったりくっつけます。

③両手を上に上げていき、両肘が離れそうになったところで30秒以上リリースします。

②肩回し胸張りお尻滑らせリリース

まず両手を両方のお尻につけます。次に両肩を後ろに回しながら胸を前に突き出して30秒以上リリースします。

そのまま両手をお尻に沿って下に滑らせ、両方の肩甲骨を引き下げて30秒以上リリースします。お腹には軽く力を入れておいてください。

これを3回繰り返してください。慣れてきたら、時間も延ばしていってください。

このエクササイズで小胸筋がリリースされ、僧帽筋下部線維が鍛えられます。続けることで、猫背姿勢も改善し、バストもアップしてきます。

腰を反らしたり、あごが上がってしまうというのはNGです。

姿勢を正すことがバストアップにもつながることが理解できましたか？　是非、続けてみてください。

肩回し胸張りお尻滑らせリリース

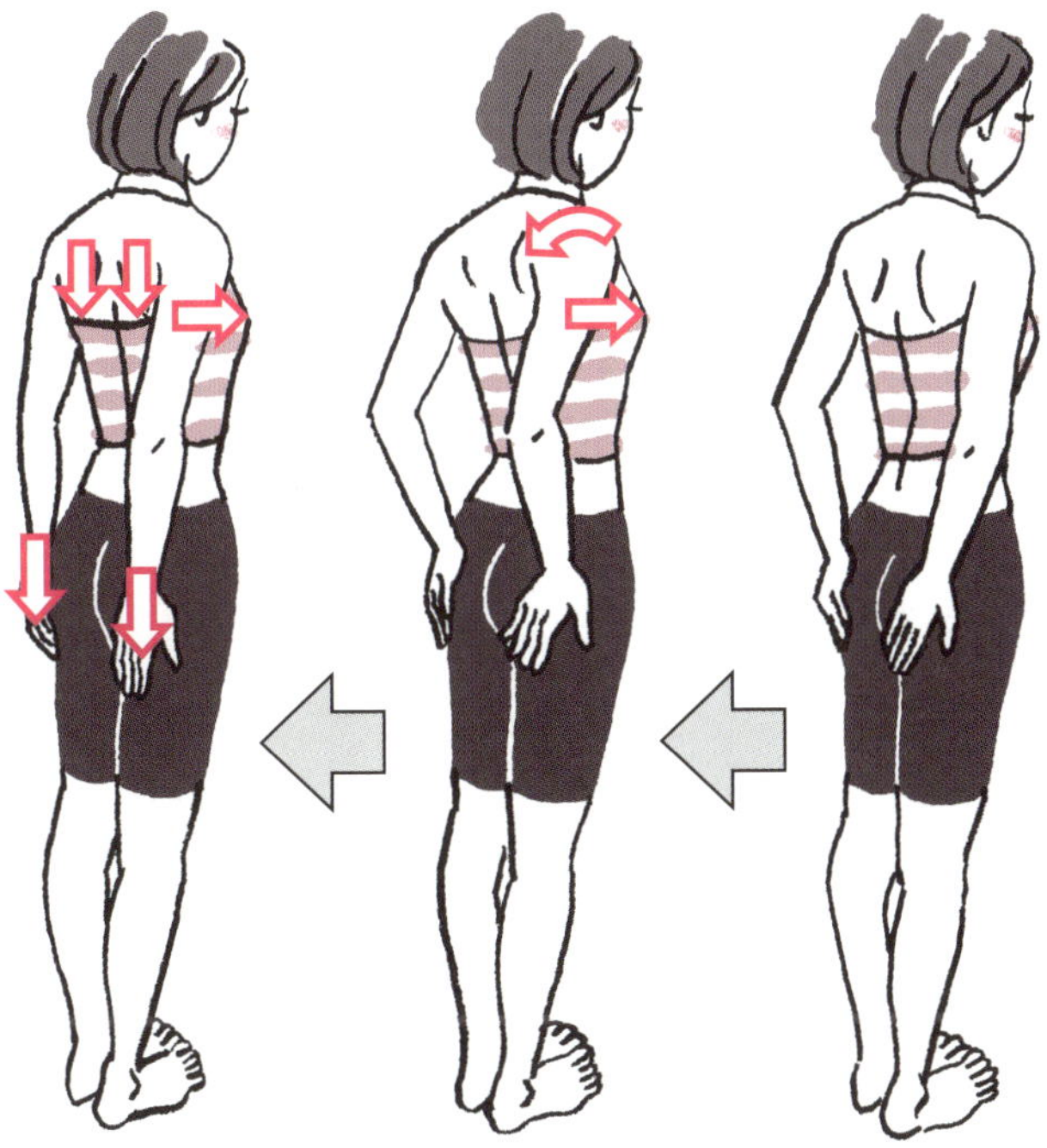

③両手をお尻に沿って下に滑らせ、両方の肩甲骨を引き下げて30秒以上リリースします。

②両肩を後ろに回しながら胸を前に突き出して30秒以上リリースします。

①手を両方のお尻につけます。

二の腕をスッキリさせる筋膜リリース

女性は年中かもしれませんが、夏が近づくと気になるのが、二の腕や脇の脂肪ではないでしょうか？

「この脂肪を何とか取りたい！」、「二の腕をスッキリさせたい！」と思っている女性は多いようですね。「部分やせで、なんとかしたい！」こうも思っている女性は多いのですが、ちょっと待ってください。「部分やせ」というのは医学的にあり得ないことなのです。

やせるには、全身の代謝を上げることが大切。代謝を上げるには、全身の筋肉を数多くその活動に参加させること。数多くの筋肉を活動させるには、部分的なストレッチングや運動では不十分なのです。

他にも、腕が痛くて洋服を着たり下着をつけたり髪を結うのが難しい、ねこ背で巻き込み肩になってしまう、普通に立っていても肘が曲がっている、歩くときに肘が伸びずに曲がったまま歩いてしまう、バンザイするのが辛い、などの経験はありませんか？

こうなると二の腕だけの問題ではないですよね。筋膜を介して広い範囲に問題が及んできています。

ここでは、肩から手先までの筋膜が硬くなってきた人に効果的な筋膜リリースを紹介します。事前に、第1章で紹介した全身の筋膜リリースから始めると効果はさらに高まります。

①腕の前側の筋膜リリース

肘を伸ばしたまま、腰の高さでドアや柱に手のひらをつけます。足と一緒に肩と骨盤を回していき、腕の前側の、特に上腕二頭筋を伸ばすため20秒以上リリース。次に手を肩よりも高い位置につけます。足と一緒に肩と骨盤を回していき、腕の前側の、特に大胸筋を伸ばすため20秒以上リリースします。そして、反対の手も同様に行います。左右をそれぞれ3回繰り返してください。慣れてきたら時間も長くしてください。左右で伸びにくい側をじっくりと時間をかけるようにしてください。

足が体と一緒に回らない、肘が曲がってしまうというのはNGなので注意してください。

腕の前側の筋膜リリース

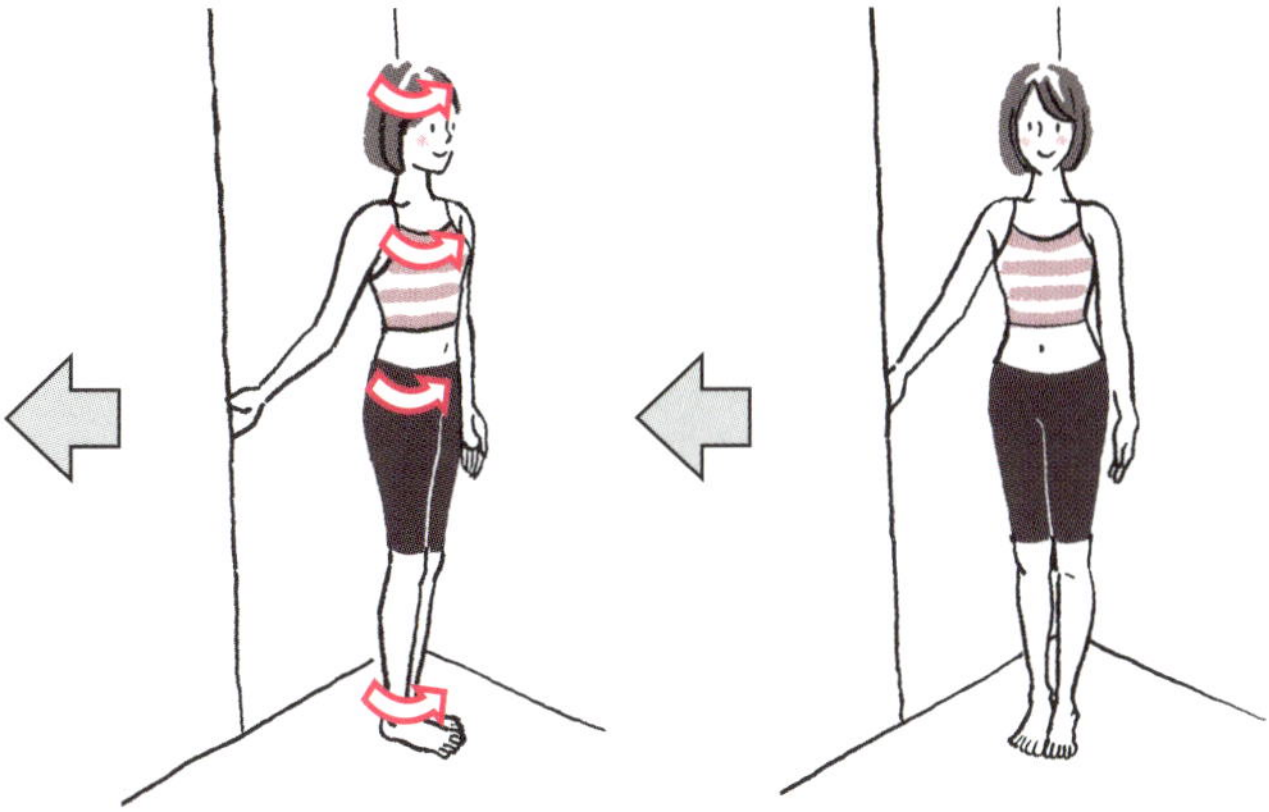

①肘を伸ばしたまま、腰の高さでドアや柱に手のひらをつけます。

②足と一緒に肩と骨盤を回していき、腕の前側の、特に上腕二頭筋を伸ばすため20秒以上リリースします。

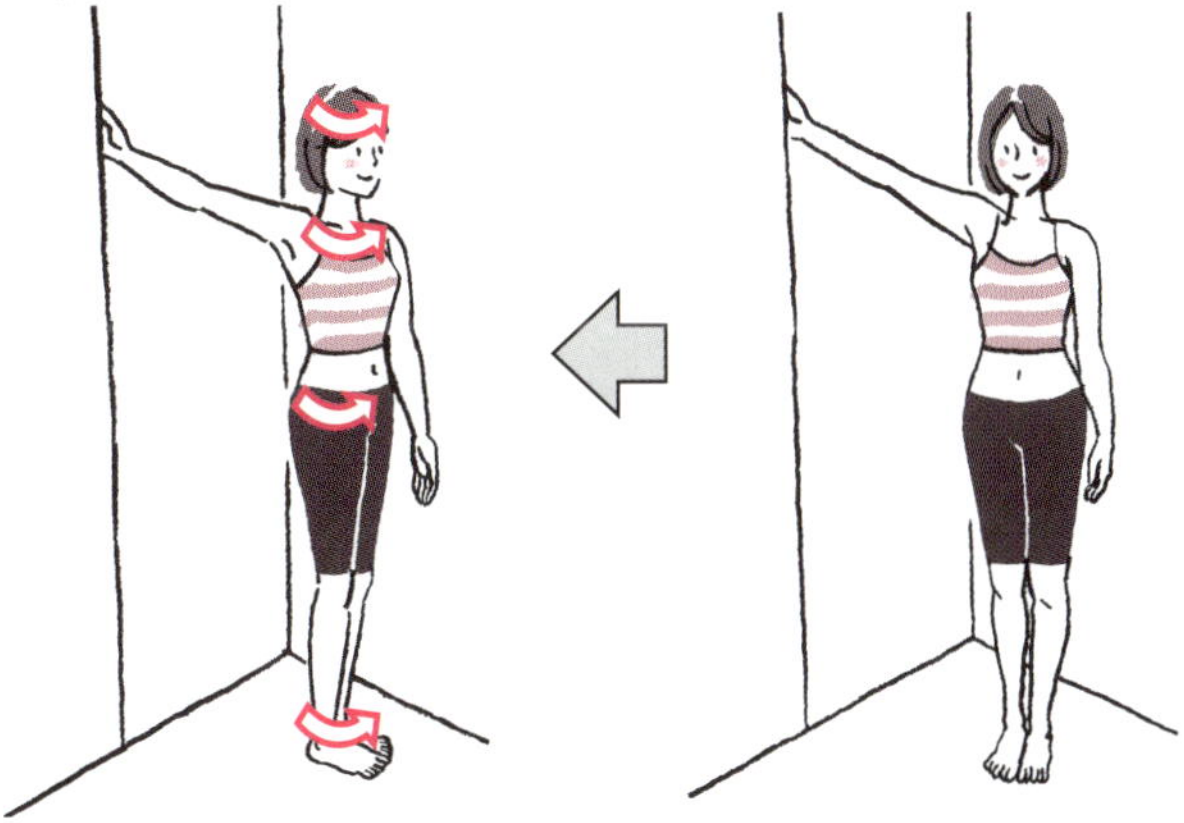

③手を肩よりも高い位置につけます。

④足と一緒に肩と骨盤を回していき、腕の前側の、特に大胸筋を伸ばすため20秒以上リリースします。

②腕の後ろ側の筋膜リリース

タオルを使って、腕の後ろ側の上腕三頭筋をリリースします。上腕三頭筋が硬くなると、腕を上に上げるときに、肩に痛みが出ることがありますので、しっかりリリースしましょう。

一方の手を頭の上に上げ、肘を曲げてタオルをつかみます。もう一方の手で腰の後ろで、そのタオルの反対側をつかみます。下側の手でタオルを引っ張り下ろすようにしながら、上側の手の上腕三頭筋を30秒以上リリースします。上側の肘は頭の後ろに来るようにしてください。左右をそれぞれ3回繰り返してください。慣れてきたら時間も長くしてください。左右で伸びにくい側をじっくりと時間をかけるようにしてください。

上側の肘が頭から離れてしまう、腰が反ってしまうというのはNGなので注意してください。

腕の後ろ側の筋膜リリース

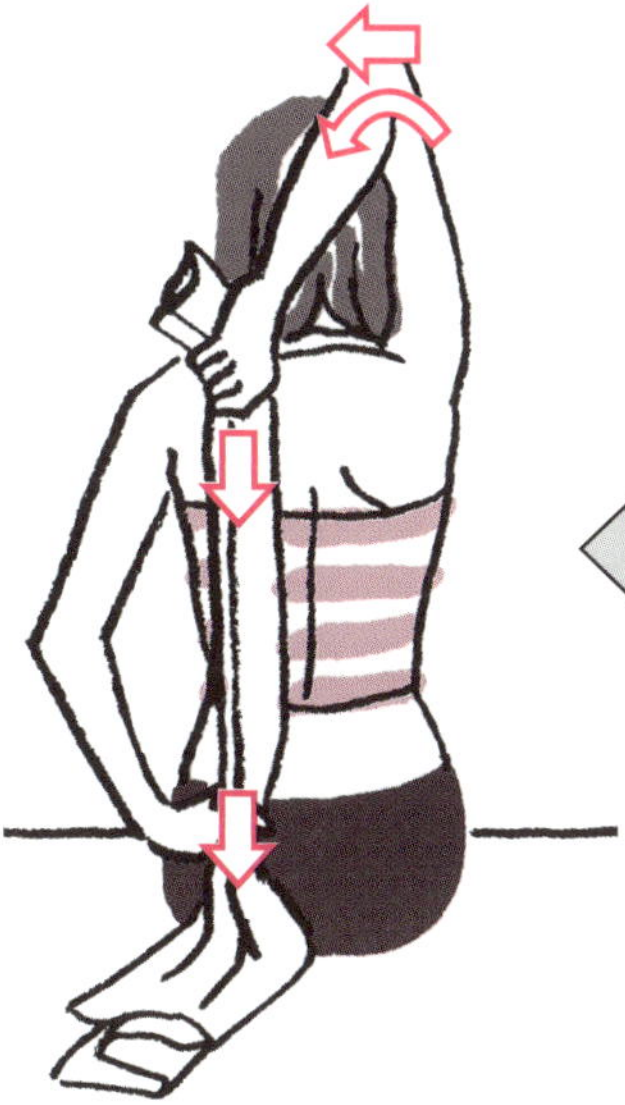

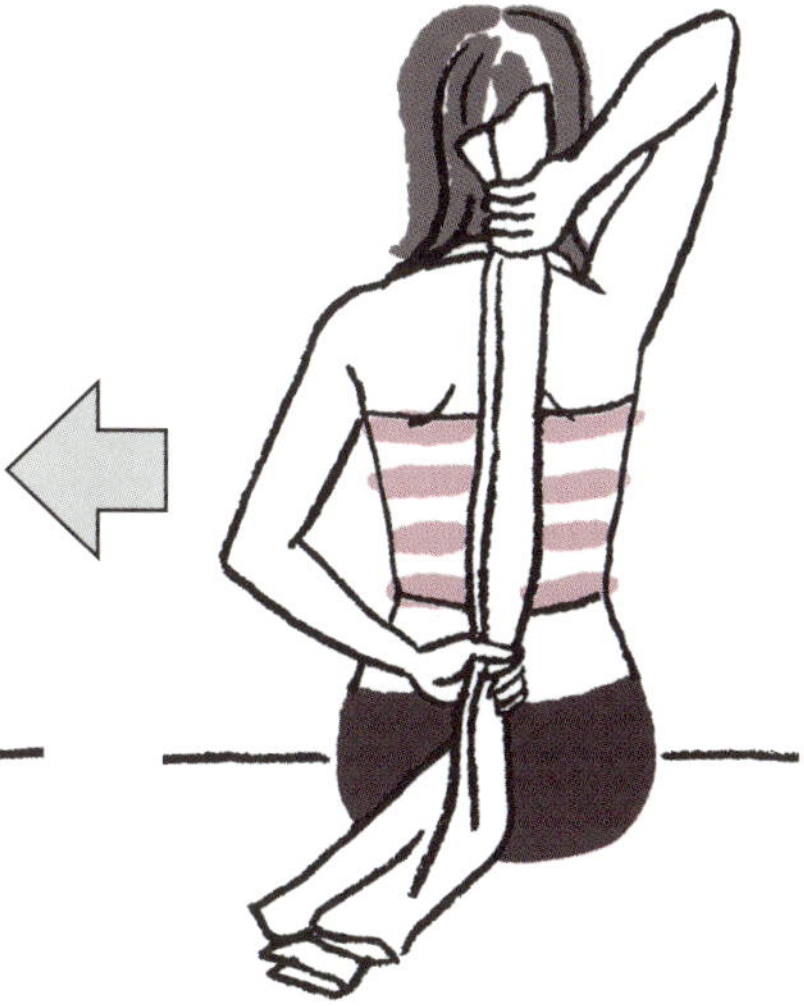

②下側の手でタオルを引っ張り下ろすようにしながら、上側の手の上腕三頭筋を30秒以上リリースします。

①一方の手を頭の上に上げ、肘を曲げてタオルをつかみます。もう一方の手で腰の後ろで、そのタオルの反対側をつかみます。

③肩まわりの筋膜リリース

下着のブラジャーのホックが付けにくくなったり、髪を結うのが難しくなったり、バンザイしたときに手のひらを後ろに向けるのが難しくなったりするのは、肩まわりの筋肉が固まってしまっているからです。ここでは肩まわりの筋肉をリリースする方法です。

まず、腕を上に上げて壁にその側の体全体をつけます。もう一方の手で、上げた側の手首をつかみます。そこから手首を前に引っ張って外旋筋（腕を外側に捻る筋）を20秒以上リリース。次に、手首を後ろに押して内旋筋（腕を内側に捻る筋）を20秒以上リリースします。左右をそれぞれ3回繰り返してください。慣れてきたら時間も長くしてください。左右で伸びにくい側をじっくりと時間をかけるようにしてください。

上側の肘が頭より前にいってしまう、体も一緒に回ってしまうというのはNGなので注意してください。

肩まわりの筋膜リリース

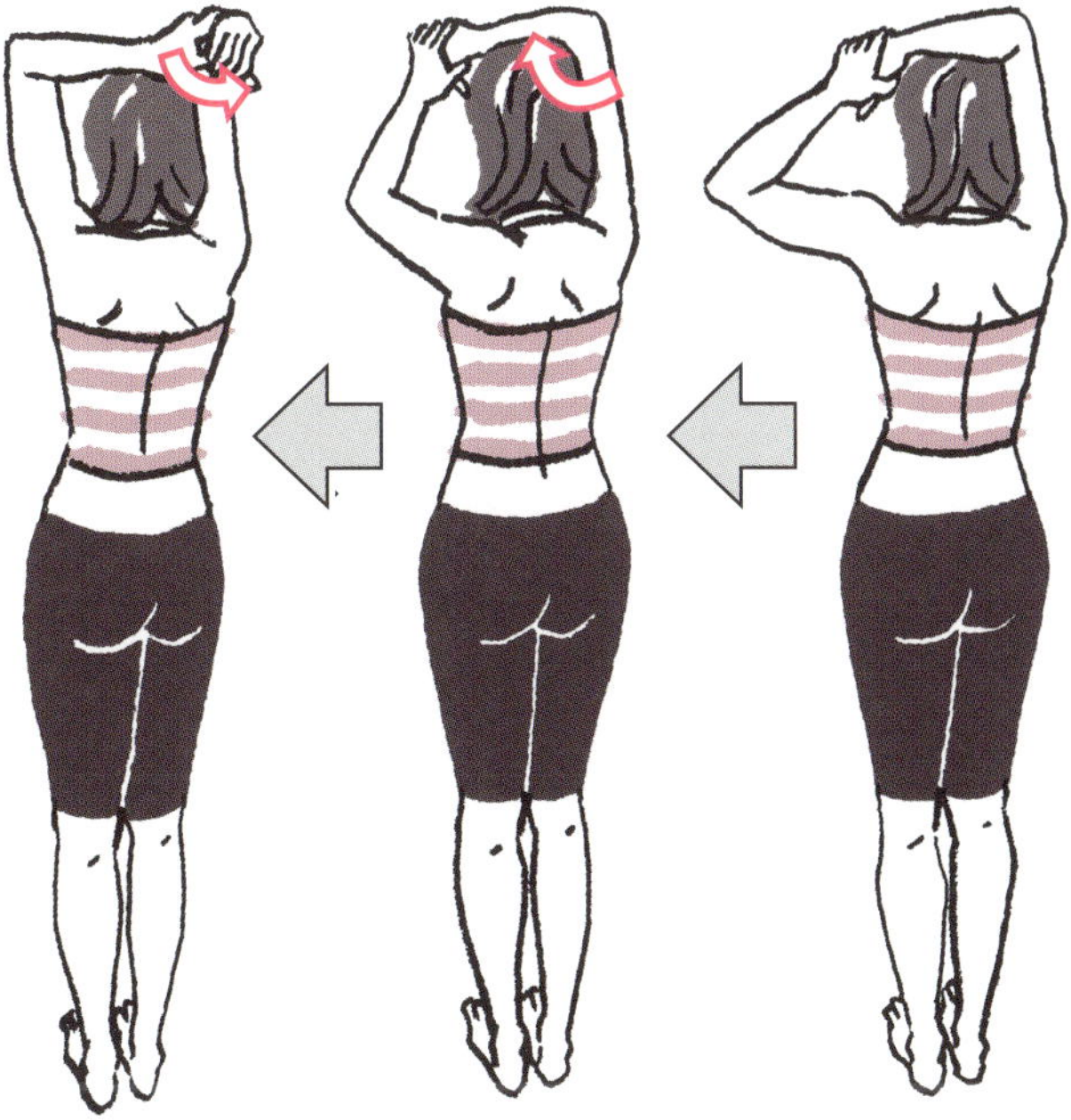

①腕を上に上げて壁にその側の体全体をつけます。もう一方の手で、上げた側の手首をつかみます。

②手首を前に引っ張って外旋筋（腕を外側に捻る筋）を20秒以上リリースします。

③手首を後ろに押して内旋筋（腕を内側に捻る筋）を20秒以上リリースします。

これらを継続することで、あなたの二の腕はスッキリしますよ。続けることが大切なので、頑張ってください。

次節では、二の腕だけでなく、顔もなんだかたるんできた、なんだか老けてきたように感じるという方のために、顔を若返らせる方法をお教えしましょう。

なぜ老け顔になるの？

私たちは、**人の顔や姿勢から、その人の年齢をなんとなく想像してしまいます。**根拠はなくても、髪の色や表情、姿勢などから、なんとなくわかる気がします。でも、実際には、年を聞いてびっくりすることもあります。「え～？　本当はそんなに若かったの？」というときもよくあります。

実際の年齢よりも老けて見えたり、逆に若く見える人がいるというのはどうしてでしょう。自分自身でも、疲れやすさや息切れ、鏡を見たときの皮膚の「たるみ」や「シワ」を通じて、自らの体の衰えを感じとっていきます。

そんなとき、若い頃の自分を取り戻したい、いつまでも若々しく美しくありたいというのは誰しもが感じることではないでしょうか？　そんな、アンチエイジング（加齢への抵抗）はすべての人の望みでもあります。

美容産業や医療従事者たちも、皮膚を若く保たせるために様々な手段を提供してきました。そして、私たち自身も多くの方法や手段を求め、高いお金を払ってきました。でも、それは、ほとんどが受け身の方法や手段だったのではないでしょうか？

もちろん、他人に「してもらう」というのも必要なときもありますが、**エステやマッサージなどで、気になる箇所をほぐしてもらっても、それは一時的な改善にしかならず、また元の状態に戻ってしまうことがほとんど**です。原因がそこにはないことが多いので、対処療法にしかならないのです。しかも、**自分自身で筋肉を動かしたほうが、1・5倍も血行が良くなるのです。**

「いえいえ、私はちゃんと自分で顔を若返らせるエクササイズをやっていますから、大丈夫ですよ」と言うあなた。もしかして、あなたのエクササイズはこういったものですか？（図19）

眉上げエクササイズ

眉をぐっぐっと上に引き上げるエクササイズ。眉は引き上げても、たるみに関連する顔の筋肉を刺激していないので、リフトアップ効果はありません。それどころか、猫背であごを突き出した悪い姿勢でこの動きを行うと、顔の表面を引き伸ばして額のシワを深くしてしまいます。

ほうれい線消しストレッチ

ほうれい線に沿って皮膚を引っ張るストレッチ。ほうれい線ができる原因となる筋肉のたるみを強調する動きなので、このように引っ張ると、かえってシワが深く刻まれてしまうことに。皮膚はデリケートで、刺激に反応しやすいので、間違った刺激を習慣にすると、それだけでシワができる原因になるので気をつけて。

舌出しエクササイズ

舌を前に出すエクササイズ。これも、猫背であごを突き出した悪い姿勢で行ってしまうと、あごの皮膚がさらに引き伸ばされてしまいます。あごのたるみが加速し、首のシワも深くなるので、避けたほうがよい動きです。

これらは顔のたるみリセットに効果がないものばかりです。

正しい方法というのは、医学的な知識に基づくものであり、素人が雑誌やテレビで紹介している体操は間違いだらけです。

まずは、なぜそこが「たるんだのか」、その元々の原因を知ることが大切なのです。それは、老化現象だけでは解決できない要素が何重にも重なり合っているのです。

特に「不良姿勢」は「老け顔」を生んでしまいます。

人は年を重ねるにつれ、顔だけでなく、首、胸、二の腕、お腹などにも、たるみが目立ってきます。皮膚の張りが無くなり、重力に負けて垂れ下がってきたように感じます。

たるみチェック表（表1）で、まずは鏡の前で顔のたるみをチェックしてみましょう。目もと、口もと、あごまわりで、それぞれ2つ以上チェックがついた人は要注意です。多ければ多いほど、たるみが進行しています。

さらに、たるみチェックの次に、生活習慣をチェックしてみましょう（表2）。

図19　間違ったエクササイズ

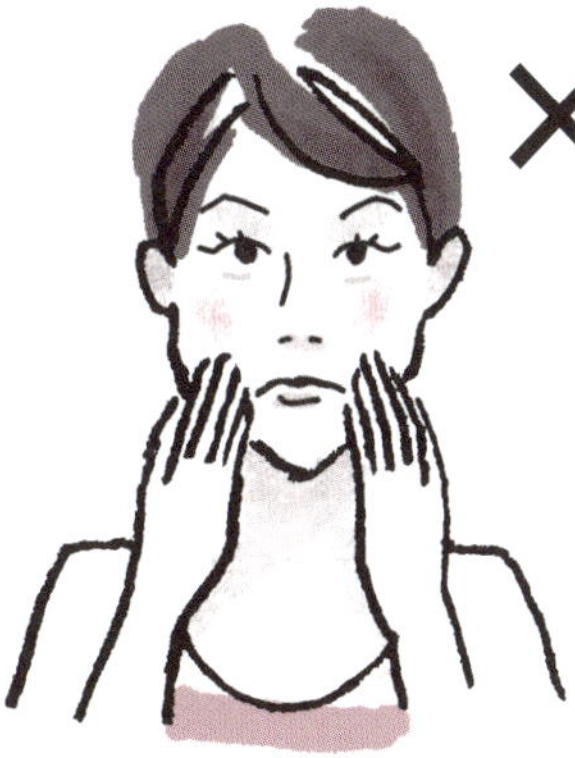

ほうれい線消しストレッチ

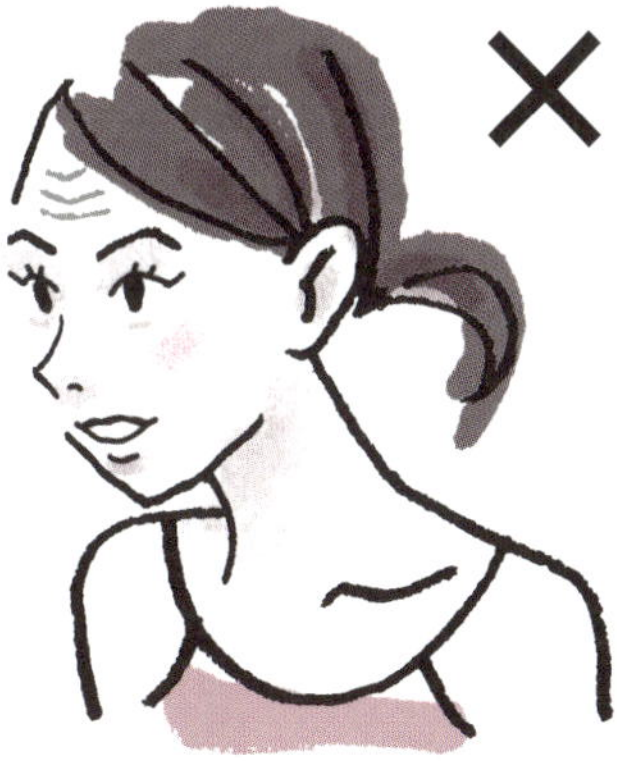

眉上げエクササイズ

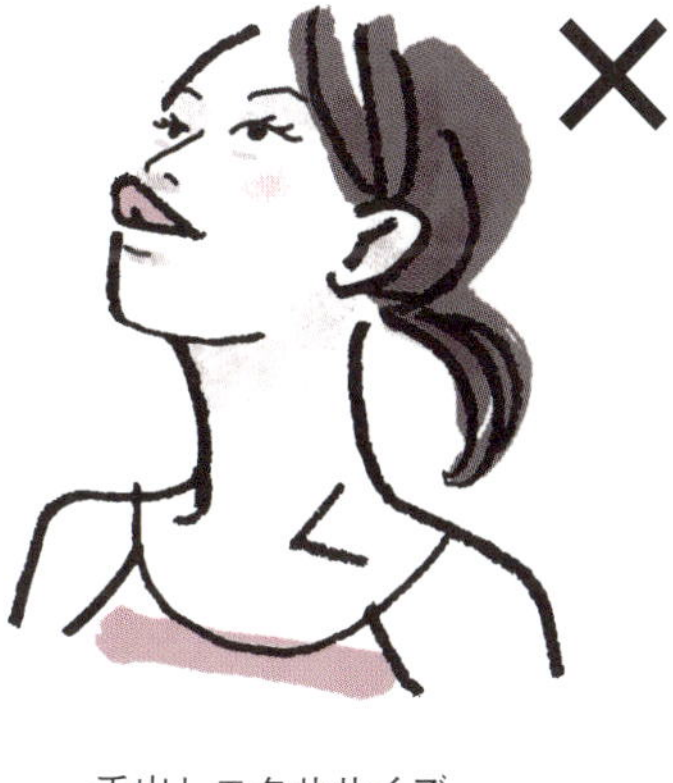

舌出しエクササイズ

表1　鏡の前で顔たるみチェック

目もと	
	目尻が昔よりも下がってきた
	目の下のくぼみが目立つ
	目尻の周りにシワがある
	目を大きく見開こうとすると、額にばかりシワができる
	まぶたが下垂して、目が小さく見える
口もと	
	頬の一番外に出っ張る部分が、頬骨と下あごを結ぶ線の真ん中より下にある
	唇の左右の口角が唇の中心よりも下がっている
	笑ったときに口角が上がりにくい
	ほうれい線がくっきりと目立つ
	口角の周りに細かなシワがある
あごまわり	
	真横から見ると、あごが体よりも前に出ている
	あごのラインの輪郭が丸くてぼんやりする
	あごを引くと二重あごになる
	首のシワが目立つ
	うなずくときに、のどに向かってあごを引けない

表2　生活習慣チェック

姿勢	
	浅く腰掛けて背もたれによりかかる「仙骨座り」を、ついやってしまう
	テレビを見たり、ごはんを食べたりするときに、背中を丸めて前かがみになりやすい
	背中が丸くなってきた
	バストが下がってきた
	気がつくと口がポカンと半開きになっている
クセ	
	ほおづえをつく
	歯ぎしりをする
	みけんにシワを寄せる
	眉を持ち上げる
	物を食べるときに、片側だけでかむ
日常生活	
	運動はあまりしない
	座っての作業（パソコンなど）が多い
	肩や首がこる
	人と会話する機会が少ない
	大口を開けて笑ったり、しゃべったりしない
	硬い物はあまり食べない
	日焼けをする機会が多い
	就寝時間が夜中を過ぎる
	入浴よりもシャワーで済ませることがほとんどだ
	なにかとストレスが多い

実は生活習慣も顔のたるみに影響しているのです。姿勢とクセで2つ以上、日常生活で4つ以上チェックがついた人は要注意です。

たるみの原因にもいろいろありますが、4大原因は以下のとおりです。

1　加齢による皮膚の衰え
2　不良姿勢
3　筋膜のよじれ
4　筋肉のバランス不良

皮膚は、体重の16パーセントを占め、畳1畳ぐらいの面積があります。通常、肌と呼んでいる皮膚は一番表面の表皮と、すぐ下の真皮の部分です。

表皮はさらに角質層、顆粒層、有棘《ゆうきょく》層、基底層の4つの層に分かれています。人の目に触れるのは角質層ですから、**肌の綺麗な人とは、角質層の状態が良い人ということ**

となります。

角質層の状態を良好に保つには、新陳代謝が活発でなければなりません。表皮細胞は通常約4週間かけて角化し、やがてケラチンになり、最後にふけや垢《あか》としてはがれていきます。この代謝サイクルは年齢とともに長くなり、表皮の層も薄くなっていきます。

肌の老化、くすみや小じわは、新陳代謝が悪くなってターンオーバーの周期が長くなり、古い細胞が長く表皮にとどまることによって起こります。

皮膚中の「コラーゲン」量は、加齢にともなって、35歳をピークに年齢とともに低下します。特にコラーゲンは皮膚の真皮の約70パーセントを占めているので、コラーゲンが減少すると、組織の弾力性が失われ、肌にシワやたるみができてしまいます。目尻や口元などの深いシワ（老け顔）もコラーゲンの減少が原因です。

コラーゲンは線維芽細胞というところで作られますが、古くなり劣化したものは酵素によって分解されます。しかし、この代謝が35歳以降は低下し、古いコラーゲンが居座ることにもなります。つまり、代謝スピードが遅くなって分解できなかった古いコラーゲンが真皮層に残ってしまうのです。コラーゲンなどの線維組織は古くなると硬くなってしまう性質があるため、古いコラーゲンが増えると皮膚に弾力や柔軟性が無くなってシワやたるみができやすくなります。

若い間は、コラーゲンが劣化しても、正常な新コラーゲンと入れ替わる代謝がスムーズに行われます。しかし、35歳以降は劣化したコラーゲンが処理しきれずに残り、結果的に正常な新コラーゲンの割合が減ってしまいます。

コラーゲンの入れ替えには、古くなったコラーゲンが一掃されたうえで、新たに産生されたコラーゲンと置き換わる必要がありますが、年齢とともにこの両方が衰えてしまうのです。つまり、作られる量が減る一方で、古いコラーゲンは居座ったままの状態にもなってしまいます。

代謝が悪くなったコラーゲンはそのまま長期間体内にとどまり、その間に紫外線を浴びたり、活性酸素などの攻撃を受けたりして変性してしまいます。するとコラーゲンは、サビついたスプリングのようになり、弾力性を失い硬くなります。コラーゲンが硬くなると分解されづらくなり、ますます代謝のスピードが落ち、さらに新しいコラーゲンが作られなくなるという悪循環を引き起こすことになるのです。

さらに、肌の「エラスチン」量も、30歳を過ぎると低下してきます。**全体量としてコラーゲンは減少し、さらにエラスチンの減少も合わさって、コラーゲンとエラスチンとのバランスも崩れ、線維同士のネットワークが減少してしまいます。**

結果として、残念ながら、**肌の弾力や張りが失われたり、たるみやシワができたり、**

関節が動きにくくなったりするのです。

コラーゲンとエラスチンの生成や代謝が低下すると、肌に酸素や栄養が行き渡らなくなり、みずみずしさも失われてしまいます。さらには、老廃物が排出されにくくなるので、肌に負担もかかります。

これらの加齢による皮膚の衰えに拍車をかけるのが、「不良姿勢」です。特に、猫背。しかも頭が体の真上に乗らず、前に出て、あごも上がる。これらの姿勢が顔に影響を与えるのです。

正しい姿勢であれば、顔が下に引っ張らせることもなくなり、顔自体が様々な方向に自由に動けます。でも不良姿勢があると、顔の筋肉は重力に引かれて老けて見えてくるのです。

猫背だと、顔全体の皮膚に「下方向に引っ張る力」が加わり、モダイオラス（車軸点）が下がることでたるんでいくのです。猫背姿勢では、あごから首にかけての皮膚も不自然に引き伸ばされるので、あごを引いたときに首のシワがくっきり。第一印象で老けて見られやすくなってしまうのです。

つまり、前後の筋肉、左右の筋肉のバランスが狂ってきてしまいます。そして、筋膜が自由に動けなくなります。筋膜のコラーゲンとエラスチンは、基質という半流動状のゾル状の透明な液体の中にあります。毛細血管も基質の中に存在します。細胞が活動するためには、酸素と栄養とが絶えず補給されなければなりませんし、老廃物などの不用物はすみやかに排出されなければなりません。これらの働きは毛細血管によって行われます。したがって、**基質の老化は、直接、細胞の活動に重大な影響を与えることになります。**

外傷や運動不足、長期間にわたる不良姿勢などは、コラーゲンのねじれによって、基質に最終的に脱水を生じさせて、ゲル状（ゼラチン状）に硬くしてしまいます。コラーゲンとエラスチンが高密度化し、基質をゲル状に固めてしまう。これが筋膜の異常なのです。

筋膜は筋肉以上に広い範囲に異常を生じさせます。この理由として、筋膜は頭部から足先にいたるまで全身を鞘《さや》状あるいは筒状に包み込み、かつ表層から深層にいたるまで連続した組織であることを理解する必要があります。ある部分の筋膜の制限は他の部分にも影響を与え、異常な運動パターンの原因にもなります。つまりは**筋肉の表面に筋膜というセーターを着ているようなものです。セーターの一部分によじれが生じると、そのよじれは他にも波及します。**

結果的に筋膜がよじれたまま癒着が進むにつれて、個々の筋肉の活動まで妨げられることにもなります。また、筋膜がねじれたりすると、そこを通っている血管、リンパ、神経なども影響を受け、結果として、むくみや感覚異常が出ることすらあるのです。

筋膜がよじれると筋肉が上手く使えなくなり、一部の筋肉にばかり負担がかかると、そこに関係する筋膜の動きも悪くなってしまうのです。

前かがみの姿勢をとることが多かったり、いつもパソコンばかり使っていたり、ほおづえをつくクセがあったり、物を食べるときにテーブルに顔を近づけて食べるクセがあったり、テレビ見るときや携帯を使うときに猫背になっていたり、座っているときにどちらかの足ばかりを上に組むクセがあったり……（図20）。

そうなると、ふだんの姿勢の悪さなどで筋肉のバランスが崩れ、縮んで短くなった筋肉は硬くなり柔軟性がなくなり、正常の長さよりも伸びてしまった筋肉は、まるで伸びたゴムのようになり、力を発揮しづらくなって筋力が低下してしまいます。

正しい姿勢で、バランスのとれた効率よい筋肉の使い方をすることが、たるみやシワの防止にもつながります。

図 20　楽な姿勢や生活のクセ

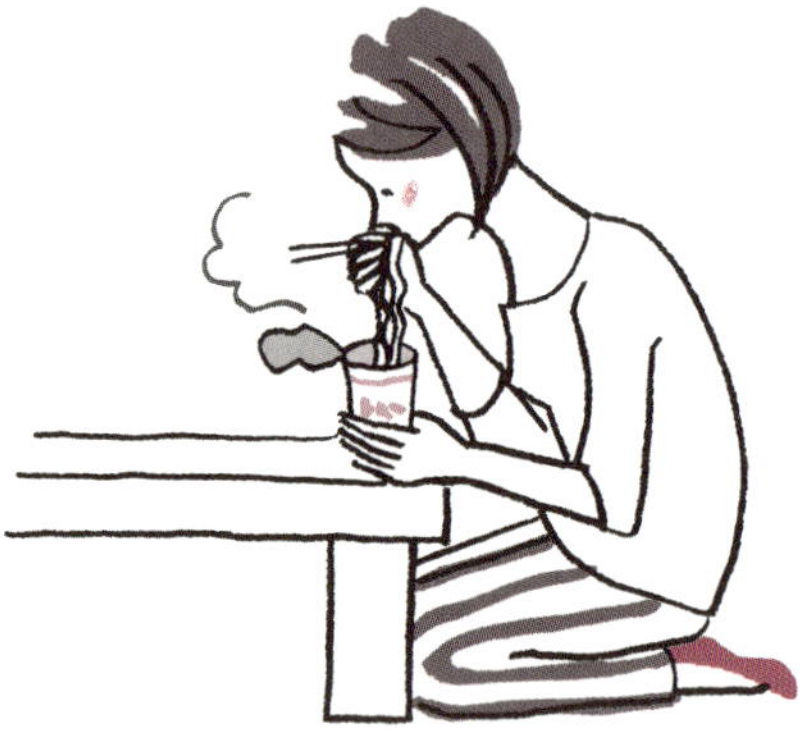

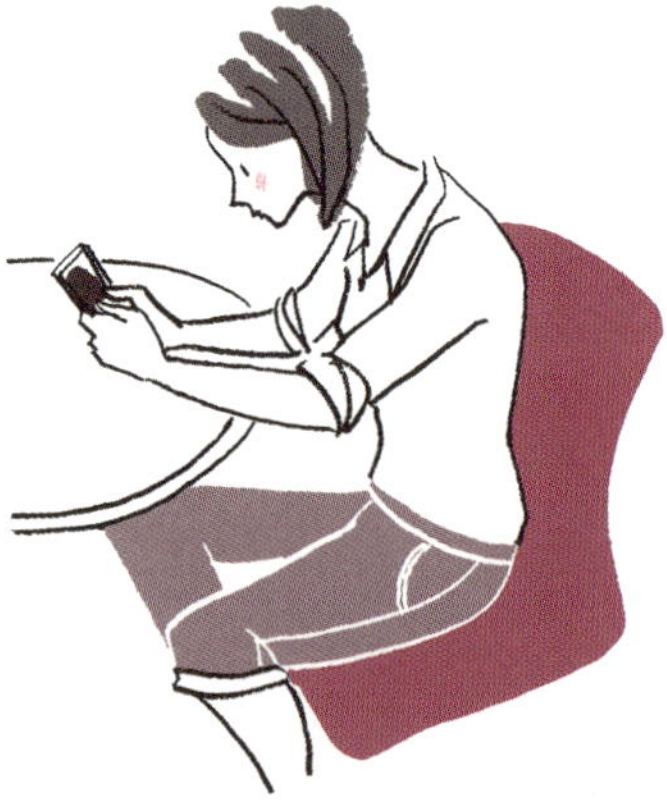

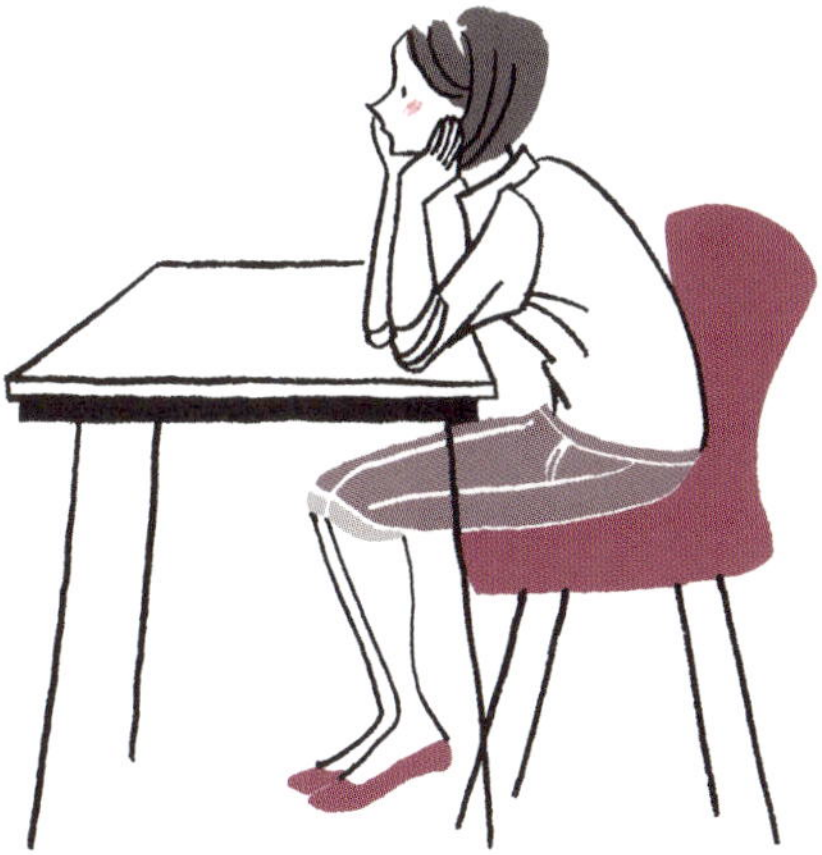

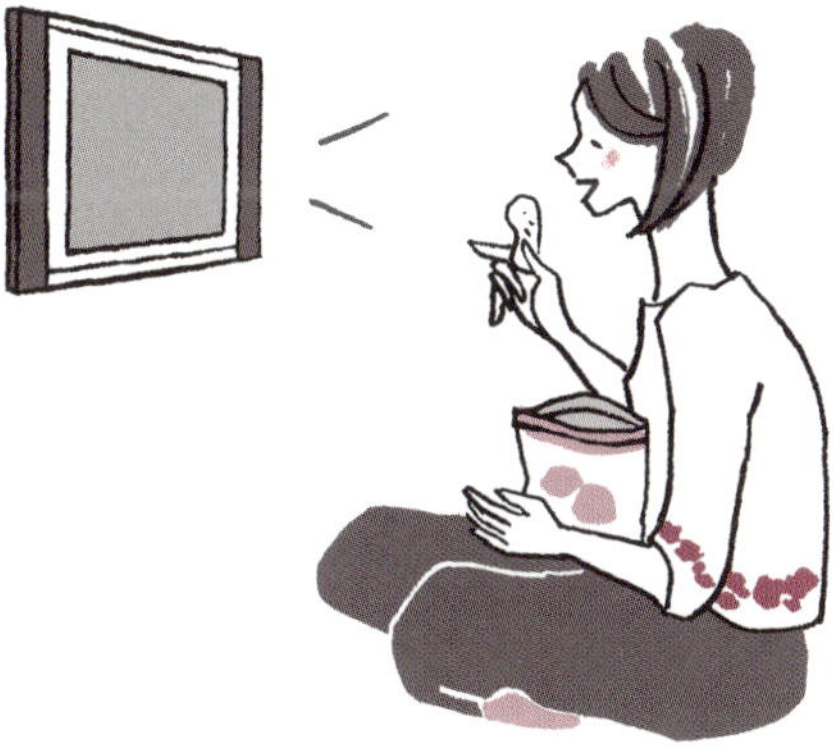

人は、楽な姿勢や生活に慣れたり、年だからとあきらめると運動をしなくなります。運動をしないと、老化にともなって筋肉量が減少して筋が萎えて皮膚のたるみも出てきます。

逆に、運動により筋線維は肥厚し、加齢にともなう筋量の減少が止まるか、あるいは一次的にでも筋量の増加をきたします。若い人ならなおさら運動は必要です。偏った使い方ではなく、正しい姿勢で正しく筋肉を使うことで、バランス良い体作りをすることが、たるみやシワを減らすことにもつながります。

姿勢を正すことで、顔の筋肉が綺麗に使えるようになり、表情が明るくなり、若返ることにつながります。

姿勢を治しつつ、老け顔を解消する方法について、これから説明しましょう。

豊かな表情筋を獲得する「顔の筋膜リリース」

顔にみずみずしい張りがありますか？
明るい表情で会話していますか？
なんだか疲れた表情をしていませんか？
眉間にシワが寄っていませんか？
実年齢よりも上に見られませんか？
姿勢が悪くなっていませんか？

シワはその人の人生を表しますので、笑顔のシワなど豊かな表情でできるシワは、それほど気にすることはありません。
しかし、疲れた表情でできるシワや、いつも苦虫をかみつぶしているようなシワは防がないとダメです。シワにも、けっこう個人差があるものです。

たるみは皮膚だけの問題ではなく、筋膜の使い方も大きく影響しています。筋膜がボディスーツのようにひと続きにつながっているからこそ、悪い姿勢やバランスの悪い動きなどの体のクセによって、筋膜がよじれた状態になりやすいのです。

悪い姿勢を続けると、一部の筋肉にばかり負担がかかり、使われない筋肉は衰えて力を失います。筋肉のインバランス（不均衡）が筋膜や皮膚にも伝わり、筋膜の上にぴったりくっついている皮膚も同時によじれ、たるんだり、シワができたり、むくんだりと、いろいろな問題が起きてきます。

では、豊かな表情筋を獲得するための「筋膜リリース」を紹介しましょう。**顔の筋膜リリースを行うことで、顔のすみずみの血行が良くなり、顔色が明るくなり、化粧のりも良くなります。**そして、何よりも豊かな表情がよみがえってきます。

顔の筋肉は「表情筋」といわれるように、心の状態をありありと映し出します（図21）。

図21　表情筋

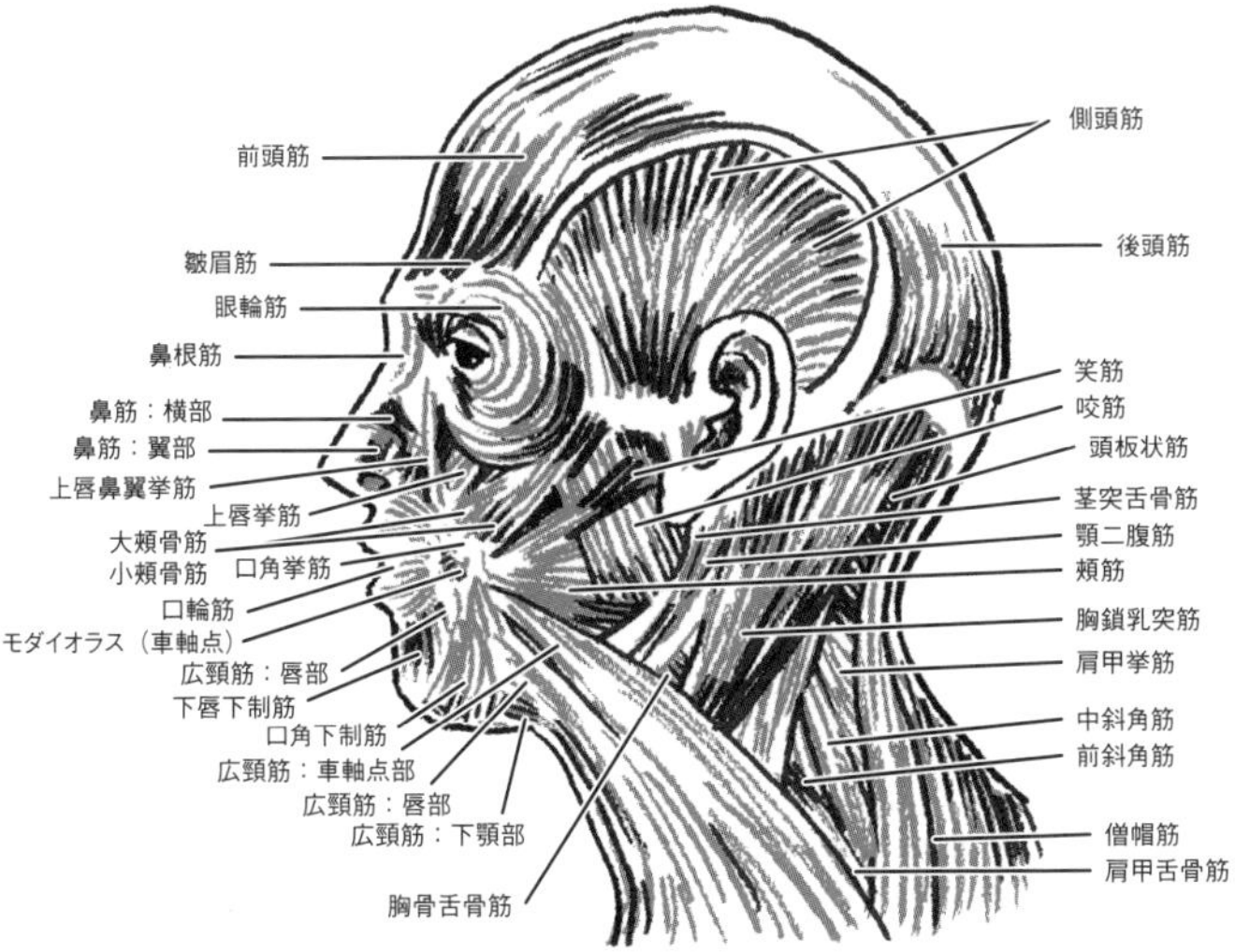
前頭筋
皺眉筋
眼輪筋
鼻根筋
鼻筋：横部
鼻筋：翼部
上唇鼻翼挙筋
上唇挙筋
大頬骨筋
小頬骨筋
口角挙筋
口輪筋
モダイオラス（車軸点）
広頸筋：唇部
下唇下制筋
口角下制筋
広頸筋：車軸点部
広頸筋：唇部
広頸筋：下顎部
胸骨舌骨筋
側頭筋
後頭筋
笑筋
咬筋
頭板状筋
茎突舌骨筋
顎二腹筋
頬筋
胸鎖乳突筋
肩甲挙筋
中斜角筋
前斜角筋
僧帽筋
肩甲舌骨筋

前頭筋に強い力が入っている人は、目をかっと見開いた表情になりがちなので、緊張感や「上から目線」の印象を人に与えがち。また、顔全体の筋力が落ちると、口角とまぶたが下がって内向的な印象になります。眼輪筋や口輪筋ばかりを使って口を閉じていると、無口で気むずかしい印象になります。

いっぽう、楽しそうで開放的な印象を与えるのは、大頬骨筋や笑筋がよく働き、自然な笑みがこぼれ出るような人です。

心と体は密接につながっています。特に顔の筋肉は感情をよく表す筋肉なので、いつも「つまらないな〜」と思って無表情でいると、顔まで老けこんでしまうことになります。反対に、**顔の筋肉を表情豊かにバランス良く動かせるようになると、気分も生き生きして、元気がわき出してきます。**

①口角・ほっぺ・目尻の筋膜リリース

口角が下がっていると不幸そうに見えてしまいます。まず口角を引き上げて若々しさをアップしましょう。引き続き、口角の横でほうれい線の延長線上にあるモダイオラス（車軸点）を持ち上げましょう。多くの人が気になる口元のほうれい線を薄くしていきます。最後に、目年齢を若く見せるために、目尻のシワ、たるみに働きかけて若々しくしていきます。

まず、姿勢を正し、あごを軽く引きます。あごの真ん中に、両手の人差し指、中指、薬指の3本を当てます。下唇の下側に沿って、口角の横側の「モダイオラス」まで指を滑らせるように動かし、モダイオラスを持ち上げてやさしく伸ばして20秒以上リリースします。

次に、口角の下に手のひらを当てます。目と耳の間に向かって、左右同時に斜め上にゆっくりやさしく伸ばして20秒以上リリースしましょう。

最後に、中指を目頭の横に当て、人差し指は中指に沿わせます。中指は止めたままで、人差し指を目の下に沿ってゆっくり滑らせていき、目尻を上に持ち上げて20秒以上リリースしましょう。

これらを3回繰り返してください。慣れてきたら時間も長くしてください。

モダイオラスが硬くてなかなか持ち上げにくいときは、口の内側から舌先でモダイオラスを押し出すようにします。このとき、外側からは指を当て、その指の間にモダイオラスが突き出るように舌先でこねるようにマッサージしてください。

口角・ほっぺ・目尻の筋膜リリース

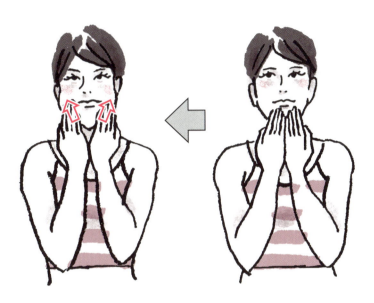

①姿勢を正し、あごを軽く引きます。あごの真ん中に、両手の人差し指、中指、薬指の3本を当てます。

②下唇の下側に沿って、口角の横側のモダイオラスまで指を滑らせるように動かし、モダイオラスを持ち上げてやさしく伸ばして20秒以上リリースします。

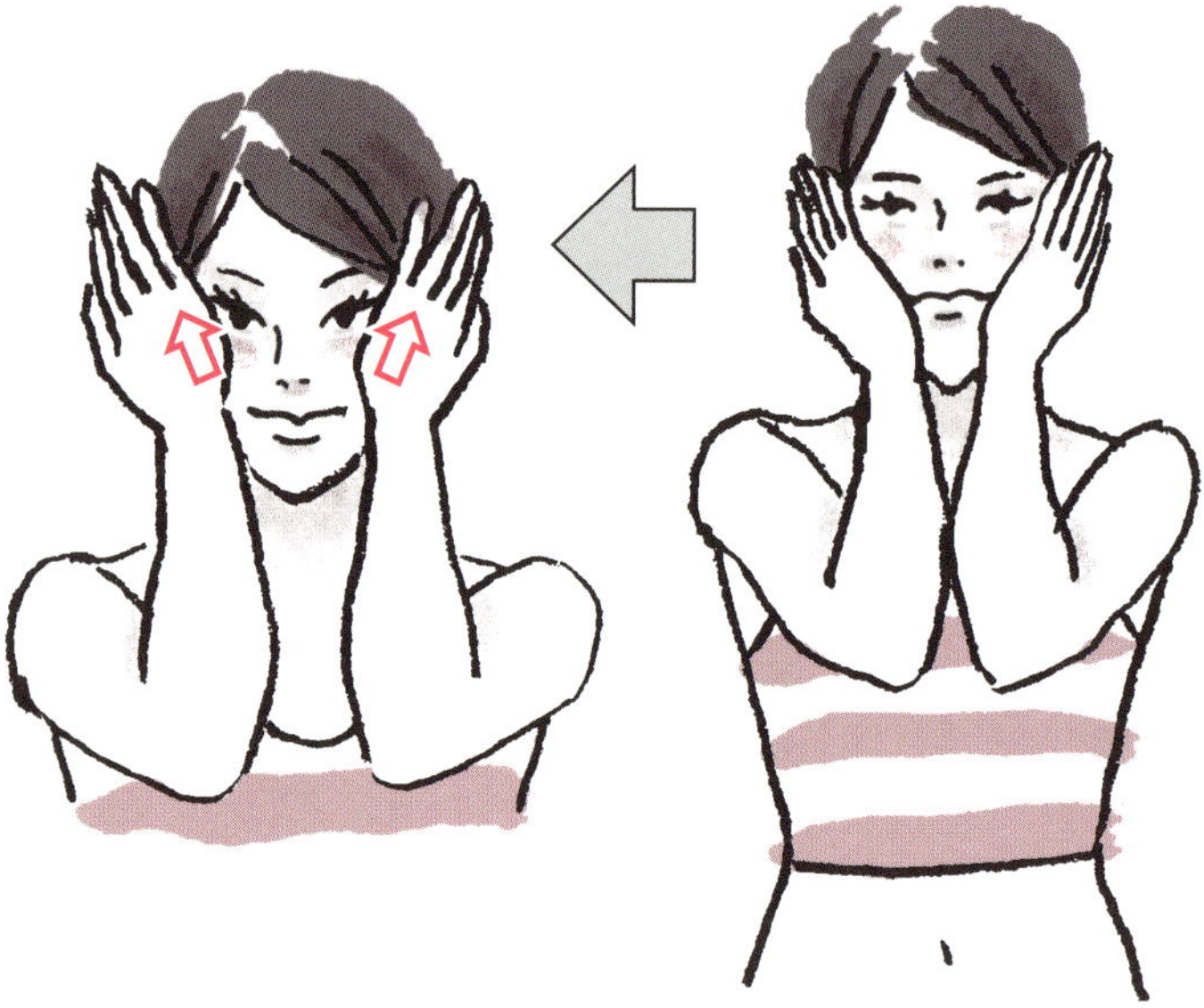

③口角の下に手のひら
を当てます。

④目と耳の間に向かって、左右同時
に斜め上にゆっくりやさしく伸ばして
20 秒以上リリースします。

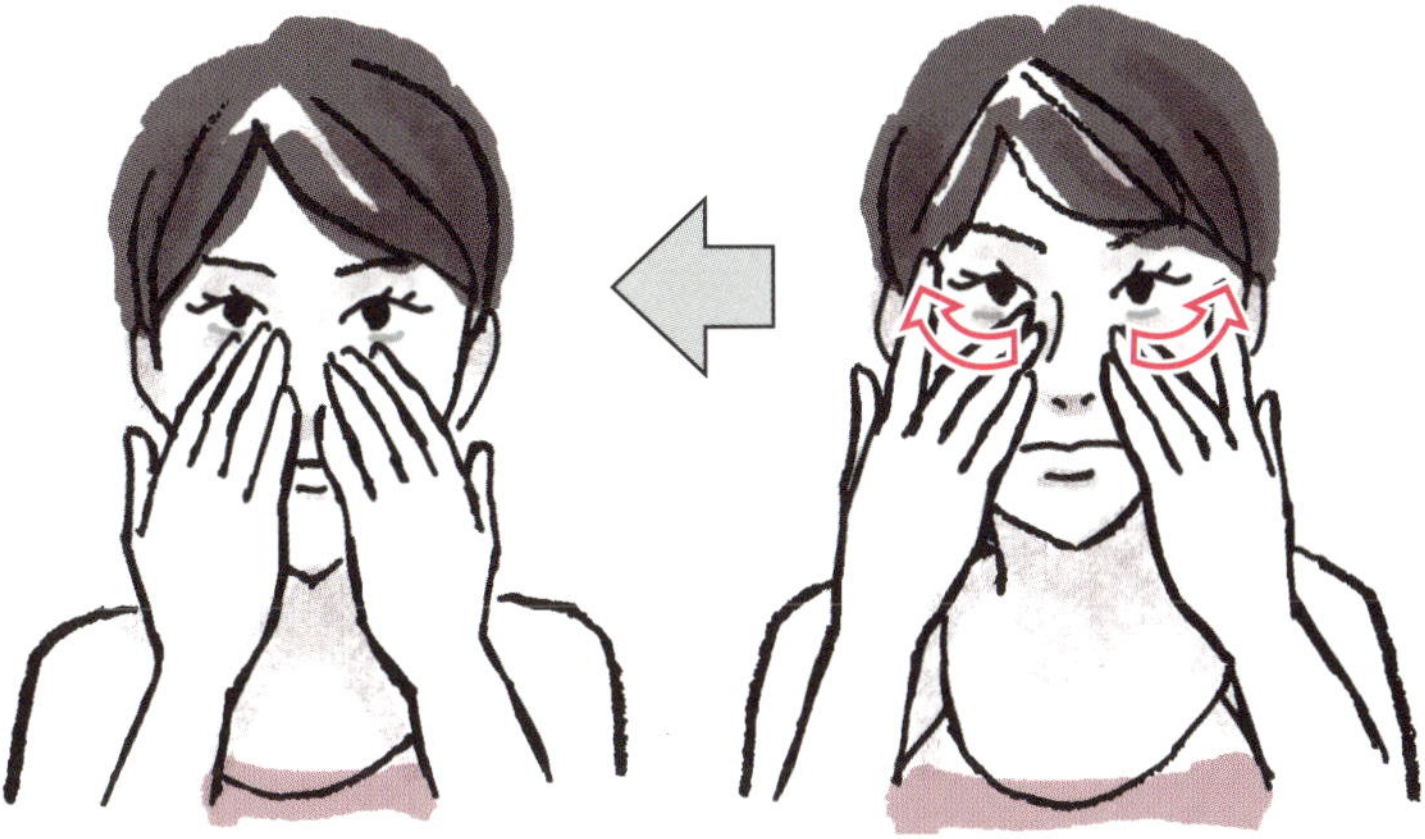

⑤中指を目頭の横に当て、人差し指は中指に沿わせます。

⑥中指は止めたままで、人差し指を目の下に沿ってゆっくり滑らせていき、目尻を上に持ち上げて20秒以上リリースします。

②側頭部とあごの筋膜リリース

しかめっ面で硬くなる、こめかみと耳の上のこりをとって若々しくします。さらに、いつも歯を食いしばっていたり、歯ぎしりやほおづえをつく人などの表情を柔らかくしていきます。

まず、姿勢を正し、あごを軽く引きます。左耳の前（顎《がく》関節）を境に、右の手のひらを顔の横にぴたっと当てます。左の手のひらは耳の前から上にかけて当てます。手のひら全体をぴたっと頭の側面にくっつけた状態で、左耳の前を境に左手をゆっくりと上方へ滑らせていきます。このとき口もとはリラックスして軽く開けておきます。左の手のひら全体が耳の上まできたところで20秒以上リリース。

次に、反対側を20秒以上リリース。左右で伸びにくい方向を、時間をかけてほぐすようにしましょう。

次に、両方の手で、あごの横のえらの部分を包み込みます。口の力を抜き、両方の手でゆっくりとあごを下に引き下げ、ゆっくりやさしく伸ばして20秒以上リリースしましょう。

これらを3回繰り返してください。慣れてきたら時間も長くしてください。

口を閉じたまま行ったり、あごの横のえらではなく目尻を下げてしまうというのはNGです。

側頭部とあごの筋膜リリース

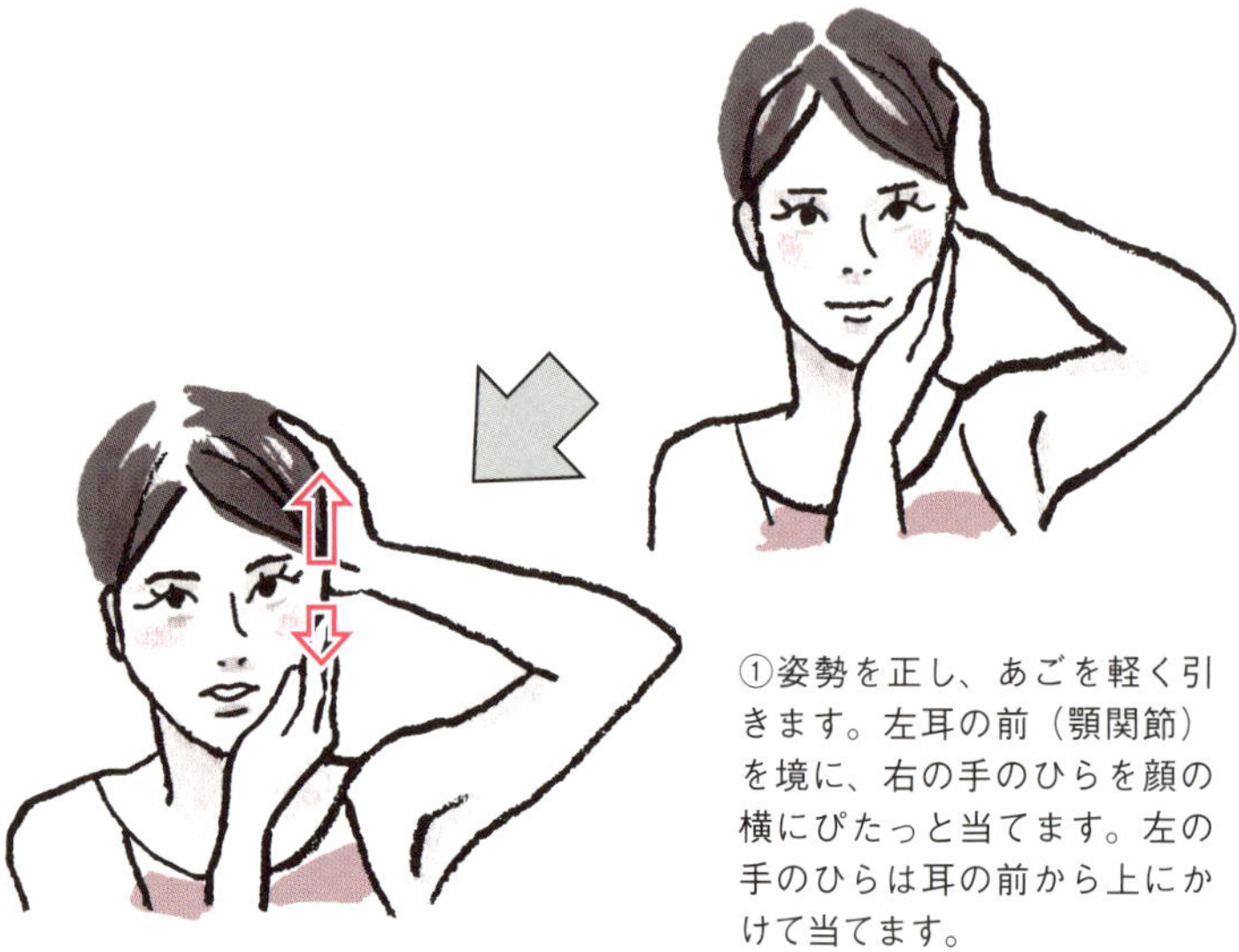

①姿勢を正し、あごを軽く引きます。左耳の前（顎関節）を境に、右の手のひらを顔の横にぴたっと当てます。左の手のひらは耳の前から上にかけて当てます。

②手のひら全体をぴたっと頭の側面にくっつけた状態で、左耳の前を境に左手をゆっくりと上方へ滑らせていきます。左の手のひら全体が耳の上まできたところで20秒以上リリースします。

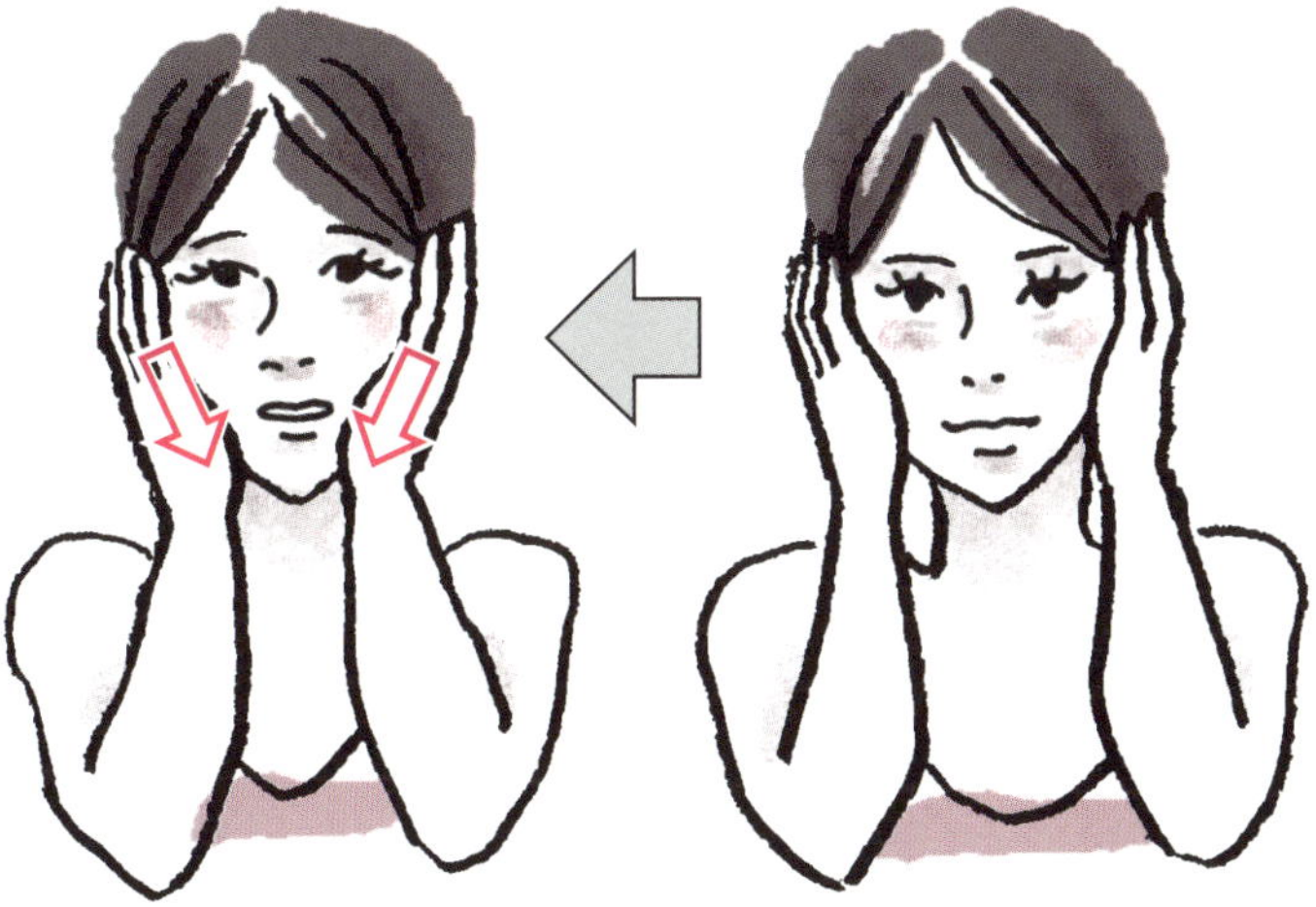

③両方の手で、あごの横のえらの部分を包み込みます。

④口の力を抜き、両方の手でゆっくりとあごを下に引き下げ、ゆっくりやさしく伸ばして 20 秒以上リリースします。

③頭部の筋膜リリース

顔を引き下げようとする前頭部から後頭部のこりをとって、たるみを防ぎます。目を大きく見開けない人にも効果的です。

まず、姿勢を正し、あごを軽く引きます。一方の手のひらを額にぴたっと当てます。もう一方の手のひらは、後頭部に当てます。額に当てた手で額の筋肉「前頭筋」を上に引き上げると同時に目も大きく開かせ、同時に後頭部に当てた手で「後頭筋」を引き下げます。カツラを動かすようなイメージでゆっくりやさしく伸ばして30秒以上リリースしましょう。

これらを3回繰り返してください。慣れてきたら時間も長くしてください。

前頭部の手だけを動かす、逆に後頭部の手だけを動かすというのはNGです。

頭部の筋膜リリース

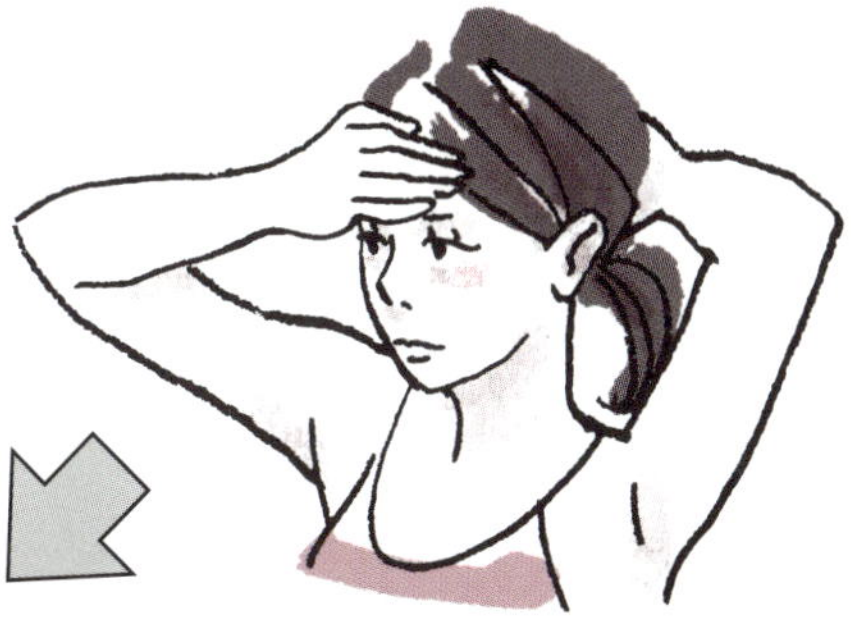

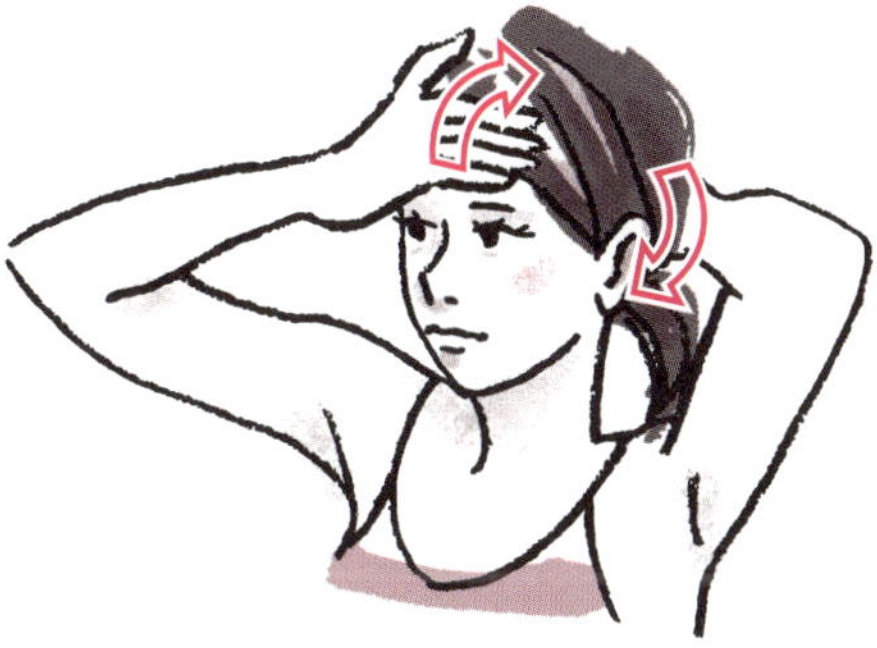

①姿勢を正し、あごを軽く引きます。一方の手のひらを額に当てます。もう一方の手のひらは、後頭部に当てます。

②額に当てた手で前頭筋を上に引き上げると同時に目も大きく開かせ、後頭部に当てた手で後頭筋を引き下げます。ゆっくり伸ばして30秒以上リリースします。

④表情筋リリース

正しい姿勢で顔のたるみをなくしましょう。①～③と合わせて総仕上げの筋膜リリースです。デコルテをすっきりさせ、口元を引き上げ、目をぱっちりと開かせ、豊かな表情を取り戻します。年齢も若返り、明るい表情に生まれ変われます。

まず、姿勢を正し、あごを軽く引きます。膝は股関節よりも高くなるように座ります。腕を肩の高さに上げ、左右の人差し指の先がくっつくようにひし形を作ります。そこから、あごをのど元に引きつけたまま、肘を支点にして、手のひらが前を向くように肩甲骨を起き上がらせて10秒以上リリース。

次に、あごは軽く引いたままで、舌を斜め上方に突き出して10秒以上リリース。

次に、左右の口角を耳の方向に引き上げて最大限の笑顔を作って10秒以上リリース。

さらに、その笑顔から、目を大きく見開いて10秒以上リリース。

最後に顔全体が左右上下に大きく開くように広げて10秒以上リリースします。

これらを3回繰り返してください。慣れてきたら時間も長くしてください。

腰が反ってしまう、あごが上がってしまうというのはNGです。

いかがですか？　最初は難しいかと思いますが、少しずつ、正しくできるようにしてください。

表情筋リリース

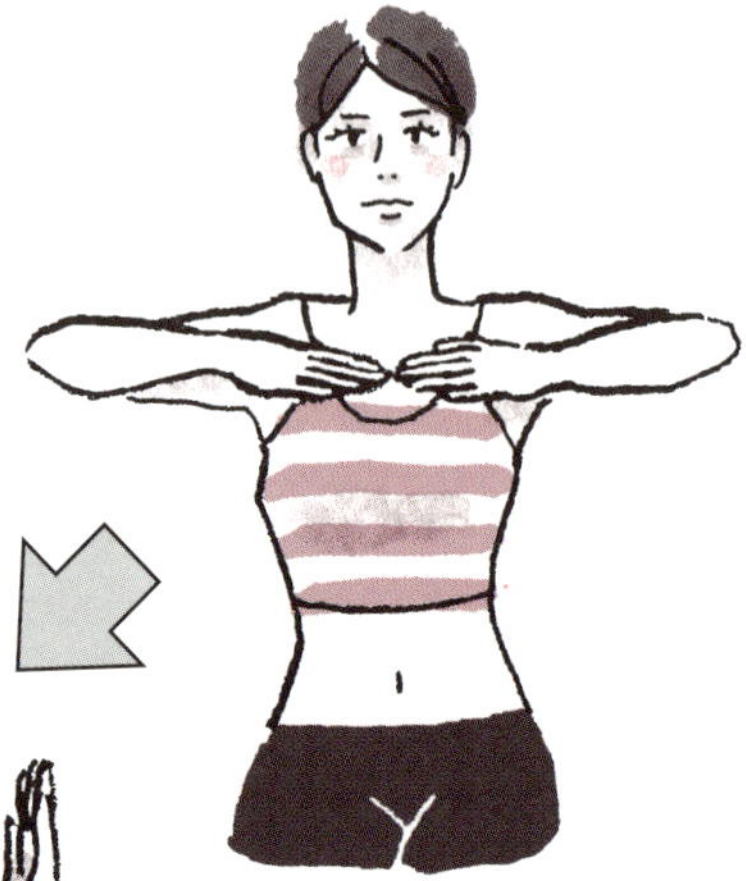

①姿勢を正し、あごを軽く引きます。膝は股関節よりも高くなるように座ります。腕を肩の高さに上げ、左右の人差し指の先がくっつくようにひし形を作ります。

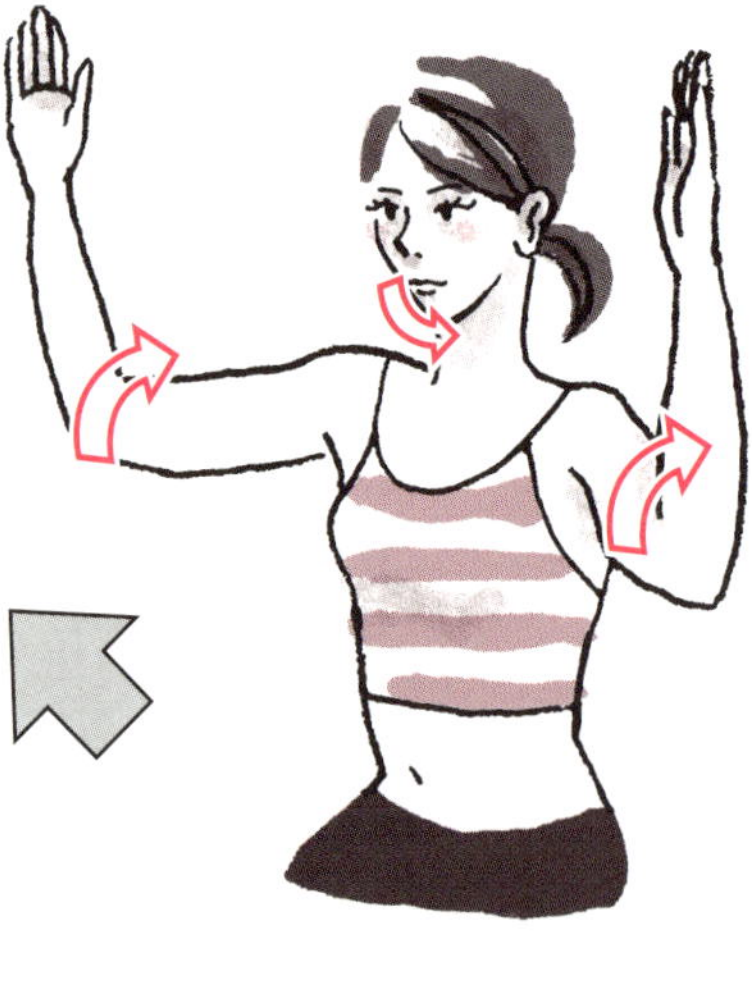

②あごをのど元に引きつけたまま、肘を支点にして、手のひらが前を向くように肩甲骨を起き上がらせて10秒以上リリースします。

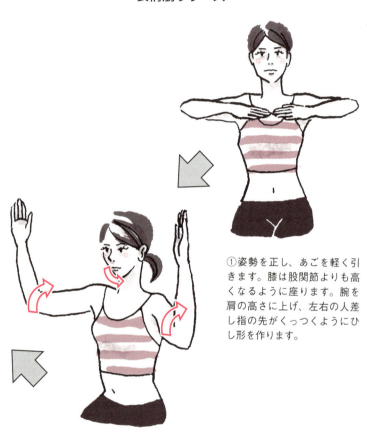

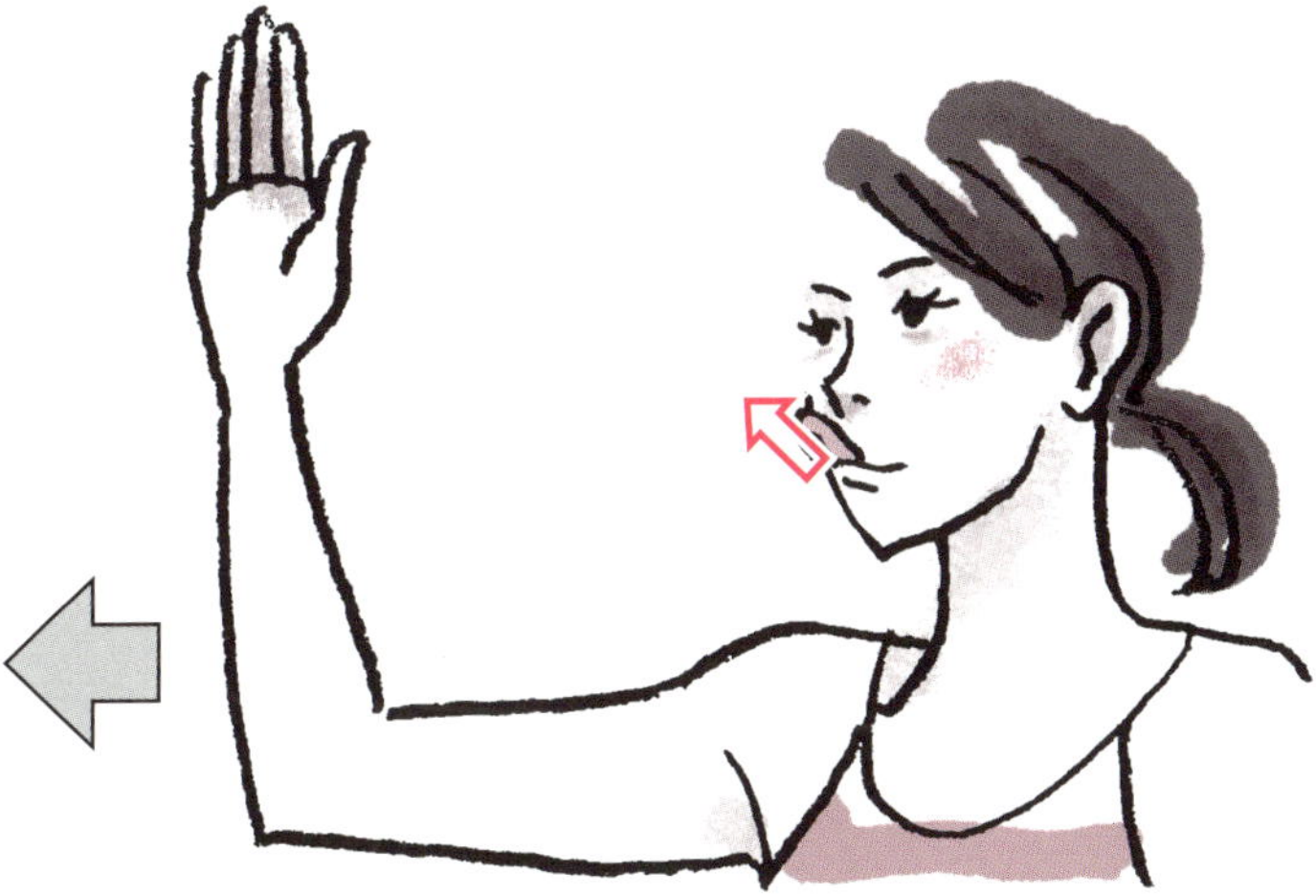

③あごは軽く引いたままで、舌を斜め上方に突き出して 10 秒以上リリースします。

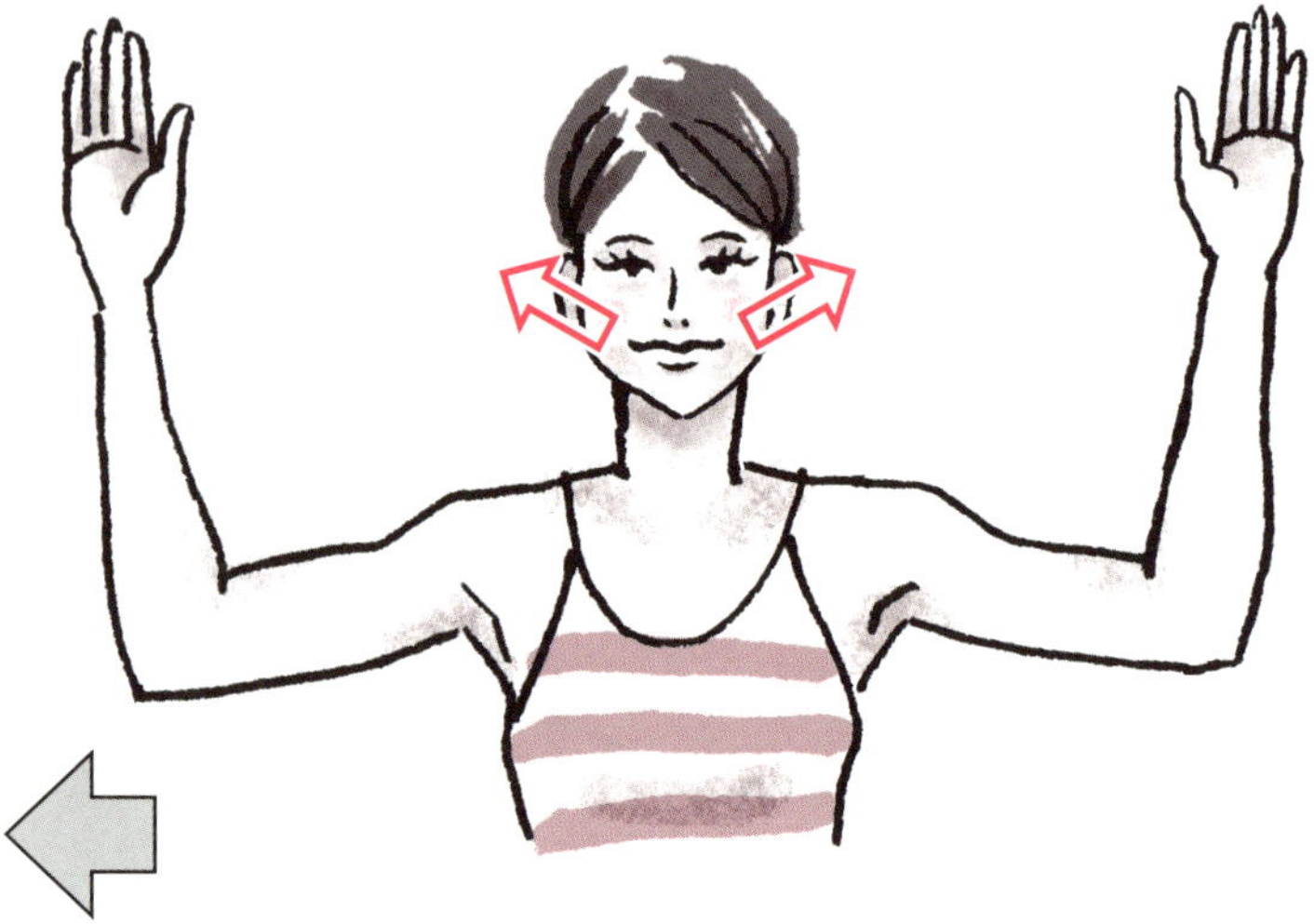

④左右の口角を耳の方向に引き上げて最大限の笑顔を作って10秒以上リリースします。

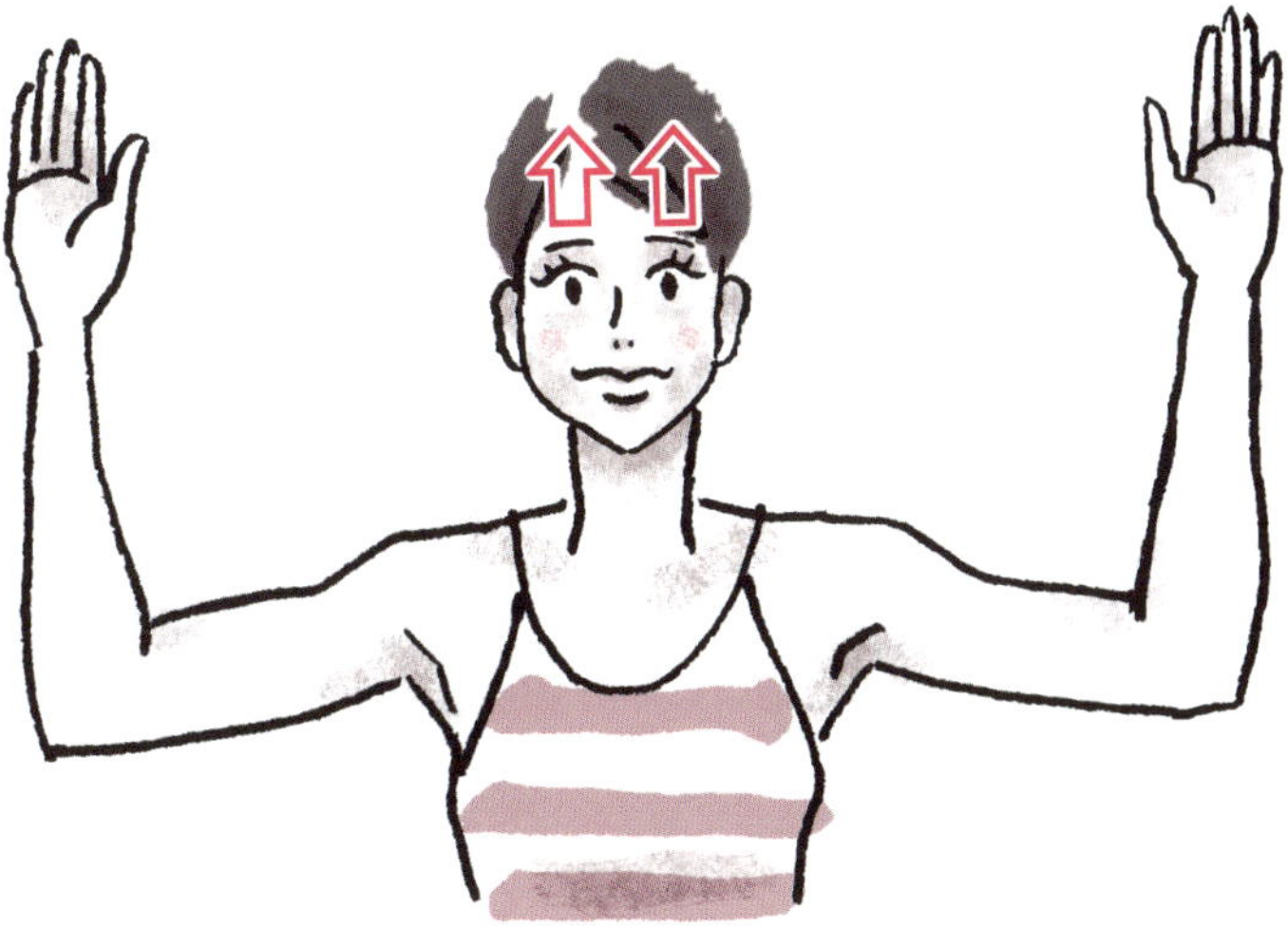

⑤その笑顔から、目を大きく見開いて10秒以上リリースします。

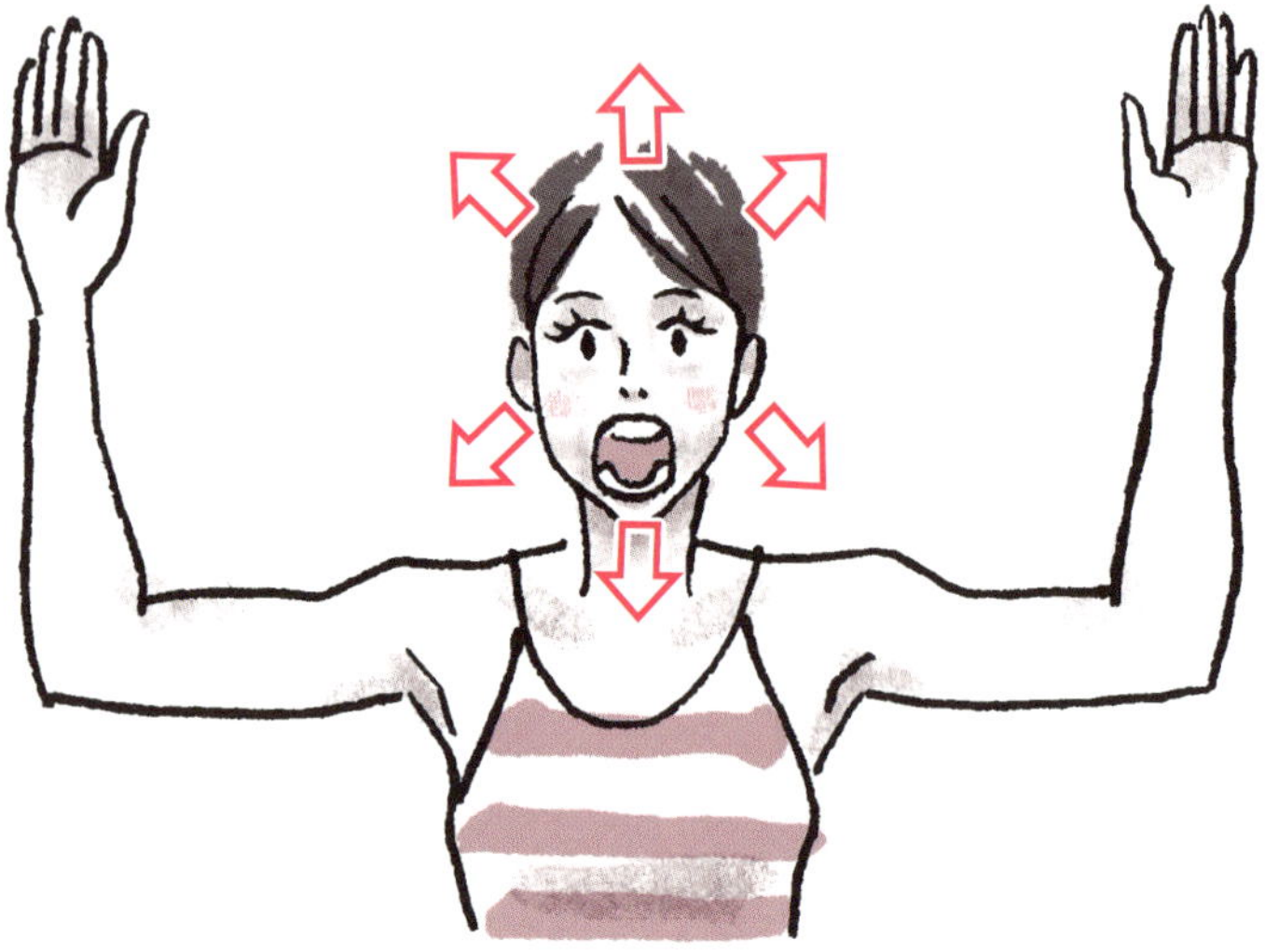

⑥最後に、顔全体が左右上下に大きく開くように広げて 10 秒以上リリースします。

手の指の器用さを獲得しよう

　これまで、特に上半身と顔の話をしてきました。最後に、手の指の話をしたいと思います。

　なぜ、手の指の話をするかというと、これまでも自分の腕や指を使った体操を紹介してきましたが、**顔の体操では、特に手の指の器用さが大切にもなる**からです。

　年を重ねるごとに、瓶のふたが開けられなくなったり、針と糸を上手く使えなくなったり、雑巾絞りが大変になったり、髪を束ねたり下着をつけるのが大変になるなど、握力の低下とともにいろいろな問題が出てきます。

　また、手の特定の運動をしすぎることで、例えばピアノやギター演奏、パソコン操作や料理などを過度に行うことで、腱鞘炎を起こしてしまうこともあります。

手の指が器用に使えることは、いくつになっても大切ですし、腱鞘炎の予防も大切になります。

そのためには、前腕から手の指にまで伸びる多くの筋肉の腱を上手く使えることが大切になります。そのことで、手の指の器用さを獲得し、さらには腱鞘炎の予防にもつながりますし、いくつになっても器用な指使いを続けられることになります。


さて、実際の体操を紹介していきましょう。腕の筋肉は、手首から指に行くに従い、「腱」に変わります。筋肉は、その筋肉の終わりに近づくにつれ、筋肉よりも硬くて細い、腱へと変化します。この腱を、何歳になっても上手に使えることが、手の指の器用さにつながるのです。

腱が指の動きに合わせて上手く動かなくなる、つまり上手く滑れなくなることが器用さを悪くしていきます。なので、腱を上手く滑らせる体操が大切になるのです。この体操を「腱―滑走運動」と名付けます。この体操を紹介していきましょう。

この体操の目的は、①指の屈筋腱の滑り（腱鞘内および腱と骨の間の浅指屈筋および深指屈筋の動き）を改善する、②指の運動の器用さを発展させる、ことにあります。

体操では、指をいくつかの方法で伸ばしたり曲げたりしていきます。

まずは、指全体をしっかり伸ばします。

第1関節と第2関節を曲げます。これを「引っかけ握り」ともいいます。深指屈筋の腱と浅指屈筋の腱の間、または腱と骨の間に最大限の腱の滑走が生じます。

第3関節まで曲げます。これを「完全握り」ともいいます。腱鞘内および浅指屈筋の腱上で、深指屈筋の腱を最大限に移動させます。

第3関節は曲げたままで、第1関節と第2関節だけを伸ばします。これを「テーブルトップ」ともいいます。虫様筋という指の筋肉をしっかり使う動きです。

第2関節と第3関節は曲げて、第1関節だけは伸ばしておきます。これを「伸展握り」ともいいます。腱鞘内および骨との関係において、浅指屈筋の腱を最大限に移動させます。
指全体を伸ばし、最初の形に戻ります。

この運動を最初はゆっくりと確実に行えるようにします。慣れるに従って、正しい指の曲げ伸ばしを速いスピードでできるようになります。

1日の中で、暇を見つけては頻回に行うと、指の器用さが身についてきます。
是非、チャレンジしてみてください。

腱 - 滑走運動

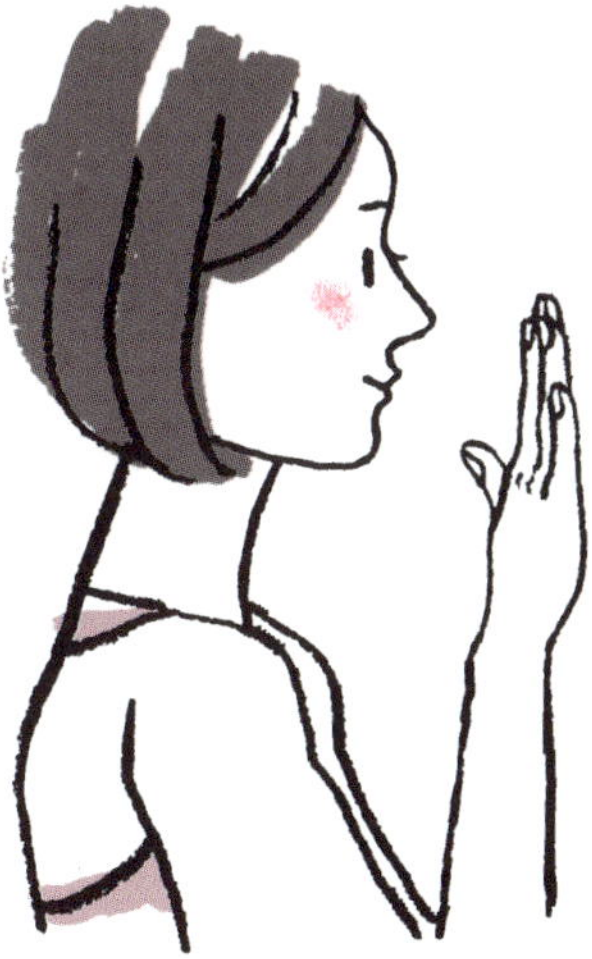

①指全体をしっかり伸ばします。

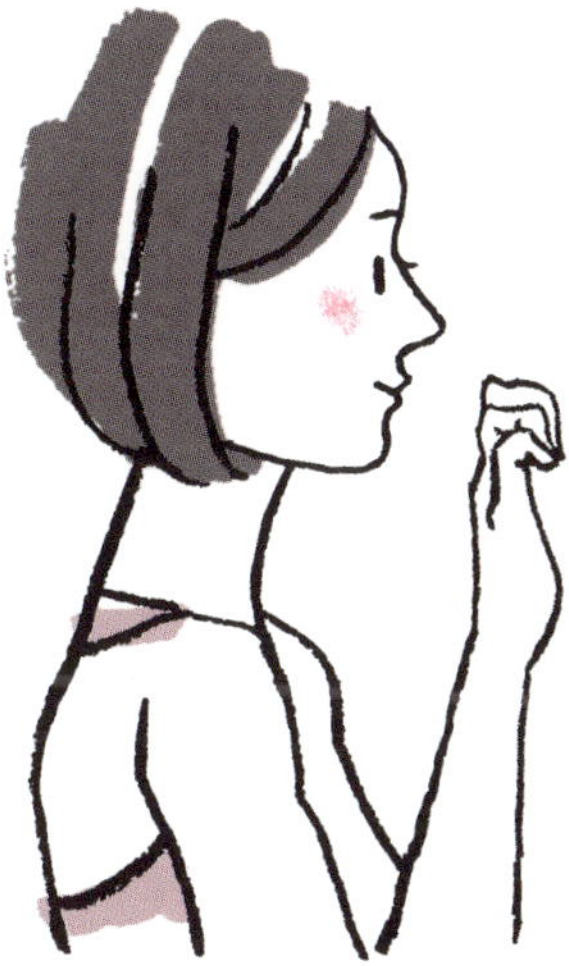

②第１関節と第２関節を曲げます（引っかけ握り）。

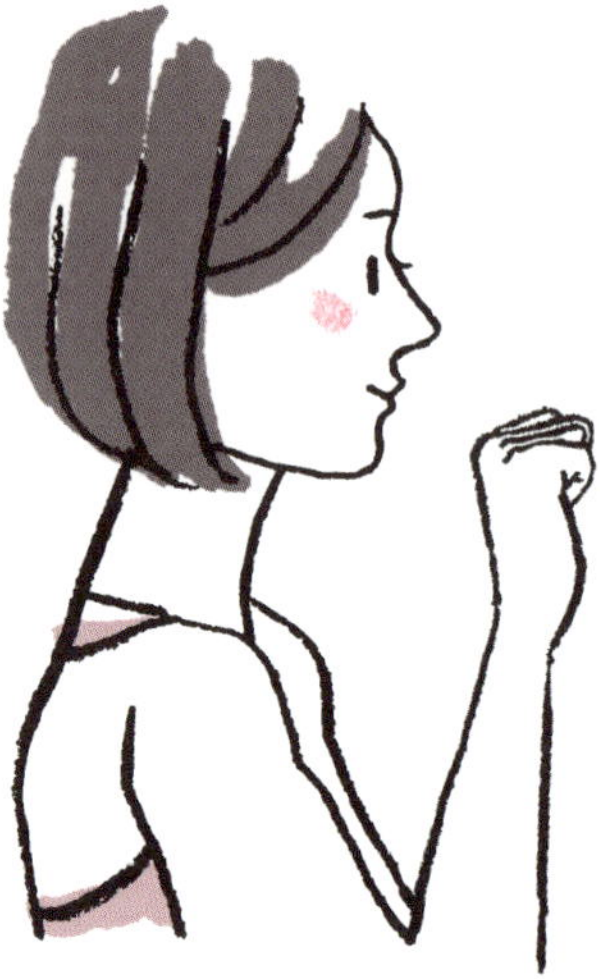

③第３関節まで曲げます（完全握り）。

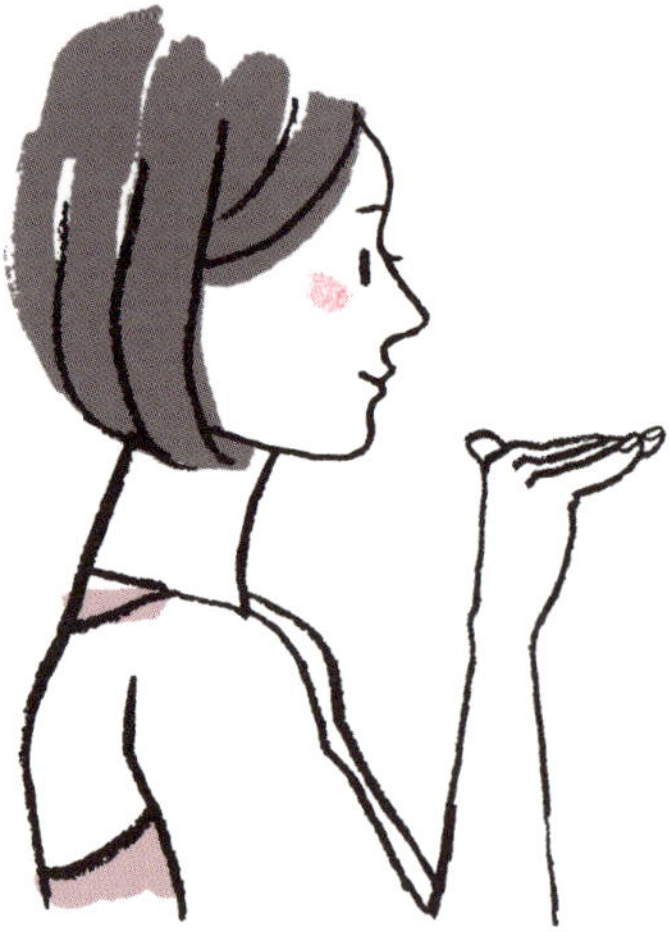

④第３関節は曲げたままで、第１関節と第２関節だけを伸ばします（テーブルトップ）。

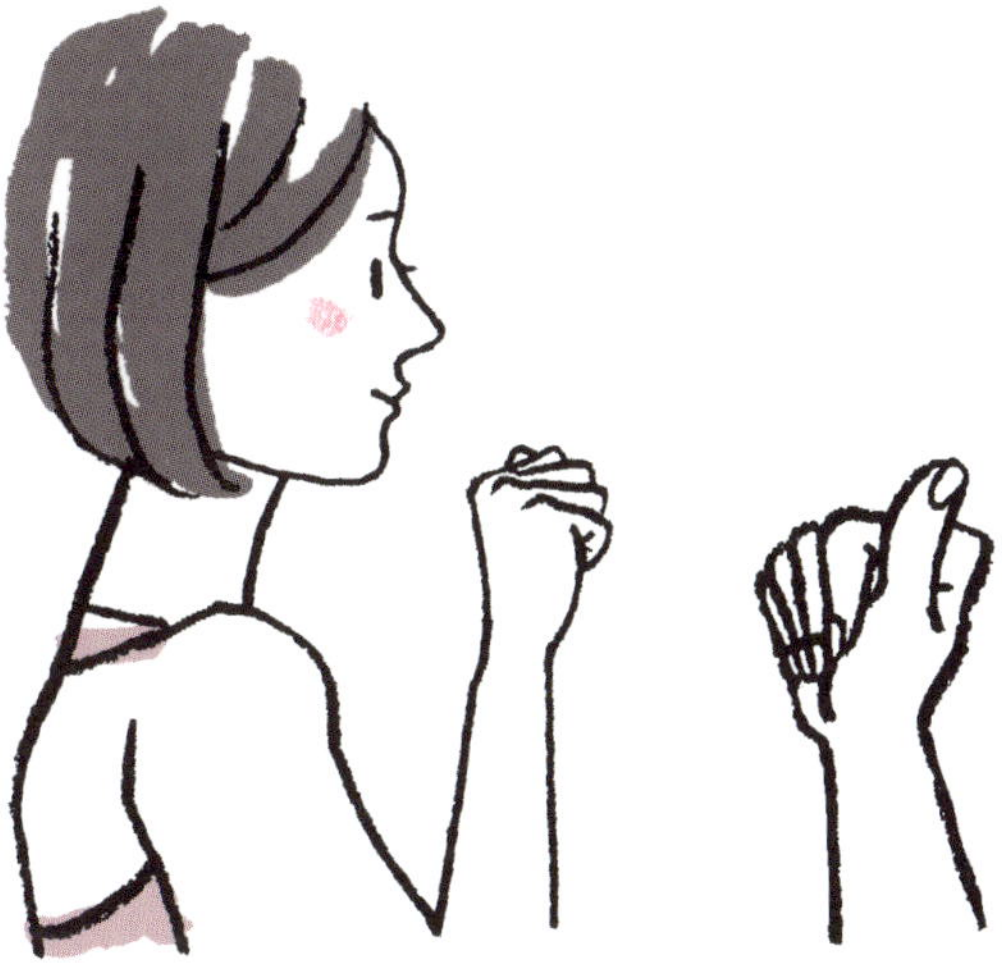

⑤第２関節と第３関節は曲げて、第１関節だけは伸ばしておきます（伸展握り）。

おわりに

姿勢は「人生を映す鏡」です。

これまで行ってきたスポーツの間違ったフォームや非対称な動き、単調労働でストレスフルな仕事の姿勢、髪型や足組みなどの日常生活のクセ……。

これらが、自分の姿勢を乱しているのです。

自分では普通と思っていたり、気がつかないクセなど。これらがケガを生み、そしてそのケガが別のケガを生みます。

例えば、右足首の捻挫。これはたまたまでしょうか？　交通事故ならたまたまかもしれませんが、普通に暮らしている中で右足首を捻挫した場合は、自分の悪い姿勢が原因です。右の骨盤の高さは左より高く、膝はO脚気味で、足は外側に体重がかかっています。こういう姿勢の場合、右足首を捻挫しやすくなるのです。

人がロボットであれば、足首だけを取り替えたら治るでしょう。でも、人はロボットではありません。右足首の捻挫が、何年か後に腰痛を生じさせ、さらに何年か後に左肩の五十肩を生じさせる。

ケガがケガを生む。これが人なのです。

足首だけでなく、全身の悪い姿勢を治していくこと、それが再発を防ぐことにもつながるのです。


正しい姿勢を獲得するには、まずは全身をつなげている筋膜の状態を正しく治す。つまり全身の「筋膜リリース」から始めることが大切になります。

全身を綺麗に整えながら、猫背、肩こり、首こりなどの不調を治していきます。さらには、バストアップ、二の腕スッキリ、顔を若々しく、手の指を器用に、と自分の悩みどころを改善していきましょう。

筋膜リリース、ストレッチング、エクササイズなどを利用し、全身の姿勢と上半身の姿勢を整えていきます。2週間で自分の体が軽くなってきて、さらに2週間で周りの人も気がつくほど変わってきます。

今回は全身と上半身がメインですが、下半身の悩みを持つ人も多いと思います。

下半身ケアは、次巻で詳しく説明します。

まずは、「全身」と「上半身」。

「若返り」、「綺麗に」、「颯爽《さっそう》と」。

痛みを我慢したり、無理をするのは禁物です。じっくり自分の体の変化を感じ取りながら、頑張っていきましょう。

「継続は力なり!!」

竹井　仁

本書は、WEBマガジン「よみもの.com」にて
連載した原稿に加筆修正を加えたものです。

イラスト　YAB
装　丁　ライラック
本文DTP　荒木香樹

竹井 仁（たけい・ひとし）

首都大学東京健康福祉学部理学療法学科教授。医学博士、理学療法士、OMPT, FMT, GPTH.O.I.。教育機関で学生教育を実践するかたわら、病院と整形外科クリニックにおいて臨床も実践。各種講習会も全国で展開。専門は運動学・神経筋骨関節系理学療法・徒手療法。解剖学にて医学博士取得。「世界一受けたい授業」「ためしてガッテン」「林修の今でしょ！講座」など多数のメディアに出演。『姿勢の教科書　正しく理想的な姿勢を取り戻す』（ナツメ社）、『自分でできる！ 筋膜リリースパーフェクトガイド』、『やせる！ 筋膜リリース ダイエット編』、『キレイ！ 筋膜リリース ビューティー編』（以上、自由国民社）、『日めくり まいにち 筋膜リリース』（扶桑社）など著書多数。

疲《つか》れない体《からだ》になるには筋膜《きんまく》をほぐしなさい
たった2週間《しゅうかん》で姿勢《しせい》が整《ととの》い体質《たいしつ》が変《か》わる方法《ほうほう》

2018年2月18日　発　行　　NDC490

著　者　竹井《たけい》 仁《ひとし》
発行者　小川雄一
発行所　株式会社 誠文堂新光社
〒113-0033　東京都文京区本郷3-3-11
（編集）電話 03-5800-5753
（販売）電話 03-5800-5780
URL http://www.seibundo-shinkosha.net/
印刷所　星野精版印刷 株式会社
製本所　和光堂 株式会社

ISBN978-4-416-61830-1